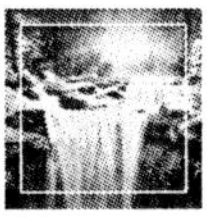

(Dieses Buch ist nur für Teilnehmer des Reinigungsprogramms bestimmt)

An den Leser

Dieses Buch ist Teil der religiösen Schriften von L. Ron Hubbard, dem Gründer der Scientology Religion. Mit Ausnahme des Kapitels „Ergebnisse vom Reinigungsprogramm" und des Anhangs ist es eine historische Aufzeichnung seiner Beobachtungen und Forschungen aus den 50er bis 70er Jahren über die spirituelle Natur des Menschen sowie über die Fähigkeiten jedes Einzelnen als geistiges Wesen – hier insbesondere über die Wechselbeziehung zwischen Seele, Verstand und Körper – mit dem Ziel eines erhöhten spirituellen Bewusstseins und vollkommener spiritueller Befreiung für alle. Die Erreichung des segensreichen spirituellen Nutzens und des besagten spirituellen Zieles der Scientology verlangt, dass Sie sich aktiv, ehrlich und hingebungsvoll während Ihrer Teilnahme als Mitglied darum bemühen und die notwendigen persönlichen Voraussetzungen schaffen, da ohne die eigene persönliche Anstrengung ein spiritueller Nutzen und die spirituellen Ziele der Scientology nicht für einen erreichbar sind. Weder seitens des Herausgebers oder Verlages noch seitens einer Scientology Kirche werden irgendwelche Ansprüche erhoben, noch machen sie irgendwelche Zusagen, die über das Vorgesagte hinausgehen oder dass ein Teilnehmer des Reinigungsprogramms irgendwelche bestimmten Ergebnisse als Folge seiner Teilnahme erreichen wird.

Scientology ist definiert als die Lehre von und der Umgang mit der Seele in Beziehung zu sich selbst, zu Universen und anderem Leben. Die Scientology Religion hat eine einfache Mission: dem Einzelnen zu helfen, seine wahre Natur als geistiges Wesen wiederzuerlangen und dadurch ein Bewusstsein seiner Beziehung zu seinen Mitmenschen und dem Universum zu erreichen. Darin liegt der Weg zu persönlicher Integrität, Vertrauen, Erlösung und spiritueller Freiheit selbst begründet.

Die Scientology Religion sowie ihr Vorläufer und Teilbereich, die Dianetik, wie sie von der Scientology Kirche praktiziert werden, richten sich nur an den „Thetan" (die unsterbliche Seele, die jeder Mensch „ist"), der dem Körper übergeordnet ist, sowie an dessen Beziehung und Interaktion mit seinem Körper. Die Scientology Kirche stellt ausdrücklich fest, dass weder sie, noch die Scientology Lehre, noch ihr Teilbereich Dianetik vorgeben, noch sich faktisch darin betätigen, körperliche oder geistige Gebrechen oder Krankheiten zu behandeln, zu lindern oder zu diagnostizieren und sich auch nicht mit der Lehre oder Ausübung der Heilkunst befassen. Sie erheben keinerlei Anspruch in diese Richtung. Das gleiche gilt für das in diesem Werk beschriebene Reinigungsprogramm und die darin enthaltenen Schlussfolgerungen über Vitamine und Mineralien als Nahrungsergänzung. Seitens des Herausgebers, des Verlages und der Scientology Kirche wird keine Aussage zu den Feststellungen und Schlussfolgerungen des Autors gemacht.

Keinesfalls sollen die historischen Aufzeichnungen und die Programmergebnisse, wie sie in diesem Buch veröffentlicht werden, als Empfehlung einer „Selbstbehandlung" verstanden werden. Niemand soll sich dem hierin beschriebenen Reinigungsprogramm oder seiner Bestandteile unterziehen, ohne vorher den Rat eines qualifizierten und sachkundigen Arztes einzuholen und seine Zustimmung zu erhalten, so wie es die gelebte Praxis in jeder Scientology Kirche ist. Die Kirche lässt daher auch keine Personen zur Teilnahme am Reinigungsprogramm zu, die eine Behandlung körperlicher oder geistiger Krankheiten anstreben, sondern fordert stattdessen eine kompetente medizinische Untersuchung und Behandlung womöglich vorhandener Leiden durch qualifizierte Spezialisten.

Vor Teilnahme an dem Programm wird deshalb eine medizinische Untersuchung von einem kompetenten und sachkundigen Arzt verlangt, der die Gesundheit des Teilnehmers bescheinigen muss, bevor die Zulassung zur Teilnahme von der Kirche erteilt wird.

Das Menschenbild der Scientology geht von der Dreiheit von Seele, Verstand und Körper aus, die in einer gegenseitigen Beziehung stehen.

Die spirituelle Befreiung des Menschen kann dabei durch Schadstoffrückstände im Gewebe seines Körpers erschwert werden. Die Befreiung von solchen Schadstoffrückständen ist notwendig, damit das Mitglied den größtmöglichen spirituellen Nutzen erfahren kann. Das ist das Ziel des Reinigungsprogramms. Wir hoffen, dass Ihre Teilnahme am Reinigungsprogramm und die Lektüre dieses Buches nur ein Schritt einer persönlichen Entdeckungsreise in dieser neuen und vitalen Weltreligion ist.

Dieses Buch gehört:

____

REINER KÖRPER KLARES DENKEN

DAS WIRKSAME REINIGUNGSPROGRAMM

(FÜR TEILNEHMER AM REINIGUNGSPROGRAMM)

REINER KÖRPER KLARES DENKEN

DAS WIRKSAME REINIGUNGSPROGRAMM
(FÜR TEILNEHMER AM REINIGUNGSPROGRAMM)

L. RON HUBBARD

new·era®
Publications International ApS

Eine
Hubbard®
Veröffentlichung

New Era Publications
International ApS
Smedeland 20
2600 Glostrup, Dänemark

ISBN 978-87-402-0288-5

Clear Body, Clear Mind – German

Wichtiger Hinweis

Achten Sie beim Lesen dieses Buches sehr sorgfältig darauf, dass Sie niemals über ein Wort hinweggehen, das Sie nicht vollständig verstehen. Der einzige Grund, warum jemand ein Studium aufgibt, verwirrt oder lernunfähig wird, liegt darin, dass er über ein nicht verstandenes Wort hinweggegangen ist.

Die Verwirrung oder die Unfähigkeit, etwas zu begreifen oder zu lernen, entsteht NACH einem Wort, das man nicht definiert und verstanden hat. Es können nicht nur die neuen und ungewöhnlichen Wörter missverstanden sein, die Sie nachschlagen müssen. Auch bei ganz gebräuchlichen Wörtern kann es häufig vorkommen, dass man eine falsche Definition dafür hat und sie daher Verwirrung stiften.

Diese Information, dass man über ein undefiniertes Wort nicht hinweggehen sollte, ist die wichtigste Tatsache auf dem ganzen Gebiet des Studierens. Jedes Fachgebiet, dessen Studium Sie angefangen und dann aufgegeben haben, enthielt Wörter, für die Sie keine Definition bekommen haben.

Achten Sie also beim Studieren dieses Buches sehr, sehr sorgfältig darauf, dass Sie niemals über ein Wort hinweggehen, das Sie nicht vollständig verstehen. Wenn der Stoff verwirrend wird oder Sie ihn anscheinend nicht begreifen können, wird es kurz davor ein Wort geben, das Sie nicht verstanden haben. Gehen Sie nicht weiter, sondern gehen Sie VOR den Punkt zurück, an dem Sie in Schwierigkeiten gerieten, finden Sie das missverstandene Wort und sehen Sie zu, dass Sie seine Definition bekommen.

Glossar

Als Hilfe für das Verständnis des Lesers wies L. Ron Hubbard die Herausgeber an, ein Glossar zur Verfügung zu stellen. Dieses ist im Anhang enthalten – im *Herausgeber-Glossar von Wörtern, Fachausdrücken und Wendungen.* Wörter haben manchmal mehrere Bedeutungen. Das *Herausgeber-Glossar* enthält nur die Definitionen der Wörter, wie sie in diesem Text verwendet werden. Weitere Definitionen des Wortes können in Standard-Sprachwörterbüchern oder in Dianetik- und Scientology-Wörterbüchern gefunden werden.

Wenn Sie irgendwelche anderen Wörter finden, die Sie nicht kennen, schlagen Sie sie in einem guten Wörterbuch nach.

VORWORT

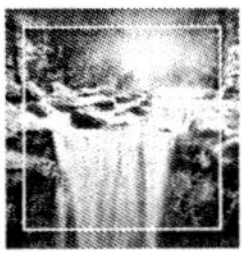

DAS REINIGUNGSPROGRAMM ERSETZT nicht die früher von mir entwickelte Technologie, die jetzt verwendet wird – vor allem in Narconon Rehabilitierungs-Zentren für Drogenabhängige –, um Personen in Ordnung zu bringen, die gegenwärtig Drogen nehmen und wahrscheinlich Entzugserscheinungen erleben, wenn man die Drogen bei ihnen absetzt. Das Reinigungsprogramm würde in diesem Fall erst nach der Anwendung dieser Technologie begonnen.

Beim Reinigungsprogramm werden keine Arzneien oder Drogen verwendet. Empfohlene Dosierungen sind nur als Nahrungsmittel klassifizierbar. Dieses Programm wird nicht als etwas Heilendes empfohlen und es wird auch kein Anspruch darauf erhoben, dass es dies sei. Der einzige Anspruch ist zukünftige spirituelle Verbesserung.

Das Programm erfordert eine strikte Befolgung der Richtlinien, die zu seiner Verwendung erforscht und festgelegt wurden. Niemand sollte mit dieser Aktion auf eigene Faust beginnen.

Die hier enthaltenen Daten sind eine Aufzeichnung von Forschungsarbeiten und beobachteten Ergebnissen. Sie dürfen nicht als das Empfehlen einer medizinischen Behandlung oder von Medikamenten aufgefasst werden. Das Programm wird von jedem in eigener Verantwortung durchgeführt oder erbracht.

Ich habe nie irgendeinen Prozentsatz von Beiträgen für die Durchführung dieses Programms erhalten. Dass ich es entwickelt habe, ist ein Beitrag und ein Geschenk an meine Freunde.

L. RON HUBBARD

Inhaltsverzeichnis

Teil Eins
Die bahnbrechende Entdeckung des Reinigungsprogramms

Teil Zwei
Ein Überblick über das Reinigungsprogramm

Anhang A
Drogen und die Gesellschaft

Anhang B
Das Drogen-Selbsthilfeprogramm in Narconon-Zentren Lösungen für Drogenmissbrauch

Anhang C
Vitamine, Mineralien und Öle

Ergebnisse vom Reinigungsprogramm

Anhang

Einführung 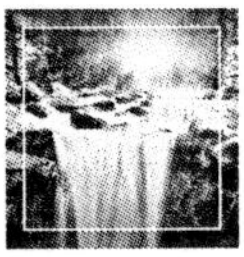

Die Erde steht heute vor einem Hindernis, das jeden umfassenden, gesellschaftlichen Fortschritt unmöglich macht: Drogen und andere toxische Substanzen.

Diese können Menschen in einen Zustand bringen, der nicht nur körperliche Gesundheit unterbindet und zugrunde richtet, sondern auch jeden stabilen Fortschritt im Hinblick auf das mentale oder geistige Wohlbefinden verhindern kann.

Seit Ende der 1930er Jahre habe ich hauptsächlich daran gearbeitet, die Natur und den Geist des Menschen zu erforschen. Die Entdeckungen, die sich daraus ergaben, machten die Entwicklung genauer Technologien möglich, um dem Menschen zu helfen herauszufinden, wer er ist und wohin er geht. Sie haben die Tür zu Stufen geistiger Leistungen und spiritueller Freiheit geöffnet, von der viele Menschen während der Jahrhunderte geträumt haben, die sie jedoch selten für erreichbar hielten.

Solche Studien könnten nicht vorankommen, wenn man die Sorge des Menschen um seine körperlichen Probleme ignorieren würde. Deshalb wurden einige meiner frühesten Forschungsarbeiten in den Bereichen Ernährung, Vitamintherapie, Wirkungen von Strahlung, Drogen und anderen Faktoren im Zusammenhang damit durchgeführt.

Ich wusste schon seit Anfang der 1950er Jahre, dass es ein Fehler war, irgendwelche stabilen persönlichen Verbesserungen bei jemandem zu erwarten, der Drogen genommen hat, bevor die Wirkungen der Drogen gehandhabt worden sind. Wenn die Person immer noch Drogen nimmt, werden Versuche, ihr zu helfen, nur wenig dauerhafte Wirkung zeigen. Die Drogen locken sie in eine Falle.

In den 1950er Jahren war dieses Problem noch nicht weit verbreitet, aber bis 1960 wurde das Konsumieren von Drogen weitaus gängiger. Und im Verlauf der 1960er weitete sich der Drogenkonsum weltweit explosionsartig aus.

Angesichts der wachsenden Verwüstung, die von Drogen bewirkt wurde, war eine sofortige Lösung erforderlich. Also nahm ich weitere ausgedehnte Forschung über die Wirkungen von Drogen auf den Körper, den Verstand und den Geist in Angriff.

Das Ergebnis war das Reinigungsprogramm.

Das Programm beruht auf Daten, die während eines Versuchsprogramms gesammelt wurden, sowie auf einer Anzahl fundamentaler Prinzipien, die ich während jahrzehntelanger Untersuchung über die Fähigkeiten des Menschen, seinen Zustand zu verbessern, entdeckt habe. Seit es 1979 veröffentlicht wurde, gingen Berichte über den enormen Nutzen durch präzise Anwendung ein. Diese Berichte übertrafen die ursprünglichen Erwartungen sogar.

Das vorliegende Buch wurde daher als Reaktion auf zahlreiche Anfragen geschrieben, die Theorie und Technologie des Reinigungsprogramms allgemein zu veröffentlichen. Es beinhaltet, kurz gesagt, eine Chronik meiner Forschungsarbeit, Theorien und Entdeckungen, welche die Grundlage für das Programm bilden.

Wenn das Reinigungsprogramm eingesetzt werden kann, um auch nur einen Teil einer Zivilisation zu retten, die durch die Drogenplage und andere toxische Substanzen beeinträchtigt ist, dann gibt es vielleicht Hoffnung für diese Zivilisation *insgesamt.*

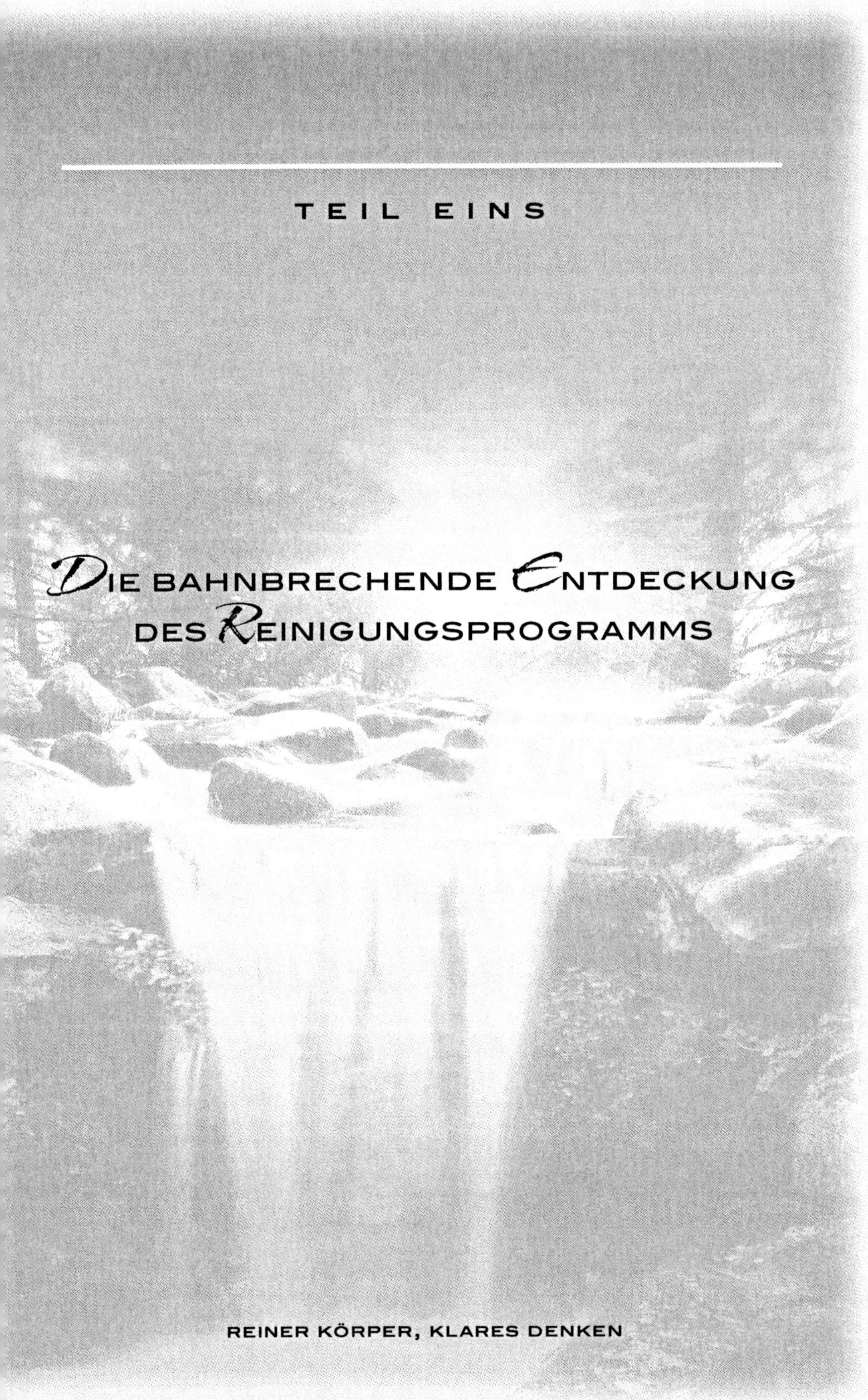

TEIL EINS

Die bahnbrechende Entdeckung des Reinigungsprogramms

Unsere biochemische Gesellschaft

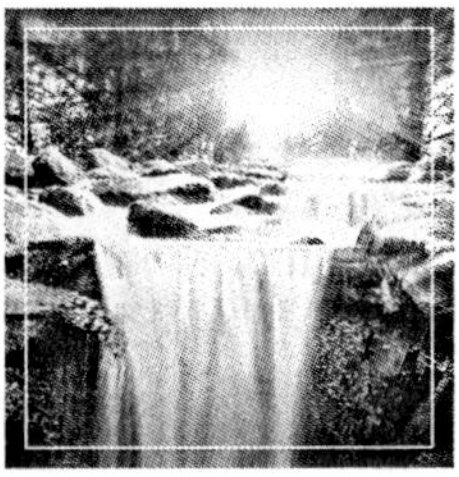

Teil eins, Kapitel eins

UNSERE BIOCHEMISCHE GESELLSCHAFT

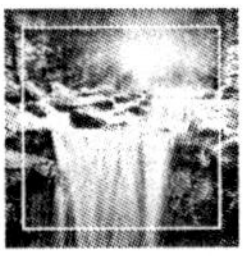

TEIL EINS, KAPITEL EINS

WIR LEBEN IN einer chemisch orientierten Gesellschaft.

Man hätte beträchtliche Schwierigkeiten, in der heutigen Zivilisation jemanden zu finden, der von dieser Tatsache nicht betroffen ist. Die große Mehrheit der Öffentlichkeit ist täglich der Aufnahme von Konservierungsstoffen und anderen chemischen Schadstoffen in Lebensmitteln ausgesetzt, einschließlich atmosphärischer Gifte und Schädlingsbekämpfungsmitteln. Hinzu kommen die Schmerztabletten, Beruhigungsmittel, psychiatrische und andere medizinische Drogen, die von Ärzten verschrieben werden. Und dann gibt es noch den weit verbreiteten Konsum von Marihuana, LSD, Kokain und anderen Straßendrogen, die sehr stark zu dieser Szene beitragen.

Diese Faktoren sind *alle* Teil des biochemischen Problems.

Mit BIOCHEMISCH ist die Wechselwirkung zwischen Lebensformen und chemischen Substanzen gemeint.

BIO- bedeutet Leben, in Bezug auf lebende Dinge, aus dem Griechischen *bios,* Leben oder Lebensart.

CHEMISCH bedeutet chemische Stoffe betreffend oder mit ihnen zu tun habend. Chemische Stoffe sind jene einfachen oder komplexen Substanzen, welche die Bausteine von Materie bilden.

Der menschliche Körper besteht aus ganz bestimmten chemischen Stoffen und chemischen Verbindungen, und ununterbrochen laufen komplexe chemische Vorgänge im menschlichen Körper ab. Manche Substanzen, wie z. B. Nährstoffe, Luft und Wasser, sind für die Fortsetzung dieser Vorgänge und die Erhaltung der körperlichen Gesundheit lebenswichtig. Andere Substanzen sind relativ neutral, d. h. sie verursachen, wenn sie in den Körper gelangen, weder Nutzen noch Schaden. Und wieder andere Substanzen können verheerende Auswirkungen haben, Körperfunktionen zum Stillstand bringen oder pervertieren, den Körper krank machen oder ihn gar töten.

TOXISCHE SUBSTANZEN, die in diese letzte Kategorie fallen, sind jene, die das normale chemische Gleichgewicht des Körpers durcheinanderbringen oder die chemischen Vorgänge des Körpers stören. Der Begriff wird verwendet, um Drogen, chemische Stoffe oder jegliche anderen Substanzen zu beschreiben, die sich für einen Organismus als giftig oder schädlich erwiesen haben. Das Wort *toxisch* kommt vom griechischen Wort *toxikon*, welches ursprünglich ein Gift zur Präparierung von giftigen Pfeilspitzen bezeichnete.

ENTGIFTUNG wäre die Handlung, ein Gift oder die Auswirkung eines Giftes aus etwas zu entfernen, wie zum Beispiel aus dem eigenen Körper.

Giftstoffe im Überfluss

Über toxische Substanzen, deren berichtete Auswirkungen und die Aussichten, diese zu beheben, ist bereits enorm viel geschrieben worden. Beispiele dafür sind in Veröffentlichungen und Nachrichtenmeldungen im Überfluss vorhanden.

Unsere heutige Umgebung ist von lebensfeindlichen Elementen völlig durchsetzt. Drogen, radioaktive Abfälle, Schmutzstoffe und chemische Wirkstoffe aller Arten sind nicht nur überall, sondern breiten sich im Laufe der Zeit sogar noch weiter aus. Tatsächlich sind sie so alltäglich, dass sie sich fast nicht vermeiden lassen.

Zum Beispiel könnte man einige davon, die Suppen- oder Gemüsekonserven zugesetzt werden, als toxisch betrachten. Es handelt sich um

Konservierungsstoffe; und die Aufgabe eines Konservierungsstoffes ist, Zerfall zu verhindern. Doch Verdauung und Zelltätigkeit basieren auf Zerfall. Mit anderen Worten, Konservierungsmittel mögen für den Hersteller vorzüglich sein, da sie das Erzeugnis länger frisch halten, *aber* für den Konsumenten könnten sie sehr ungesund sein. Nun bin ich kein Verfechter von Ernährungsmodeerscheinungen und rufe auch nicht zum Boykott gegen Konservierungsstoffe auf. Mir geht es hier darum, dass der Mensch von Toxinen umgeben ist.

Schon allein dieses Beispiel von Konservierungsmitteln in der Nahrung zeigt, in welchem Maße man im täglichen Leben toxischen Substanzen begegnen kann.

Doch kombinieren Sie das jetzt damit, dass die Feinde verschiedener Länder weitverbreitete Drogenabhängigkeit als Mittel zur Schaffung von Defätismus einsetzen und dass Nationen miteinander bei der Herstellung und beim Testen von Atomwaffen wetteifern (wodurch immer mehr radioaktive Substanzen in die Umwelt freigesetzt werden). Und fügen Sie dem die leicht erhältlichen Schmerz- und Schlafmittel hinzu, sowie den vermehrten Einsatz von Chemikalien in der Industrie und der Landwirtschaft, und die toxischen Substanzen, die für die chemische Kriegsführung entwickelt wurden. Kurz gesagt (und ganz direkt ausgedrückt), toxische Substanzen sind in unserer heutigen Gesellschaft allgegenwärtig.

Bestimmte Angaben zu diesen Substanzen, welche sowohl für den Einzelnen als auch die gesamte Gesellschaft eine Bedrohung darstellen, werden die biochemische Situation deutlicher machen. Es ist diese Situation, an die sich das Reinigungsprogramm richtet.

Drogen

Drogen sind im Wesentlichen Gifte. Ihre Wirkung wird von der eingenommenen Menge bestimmt. Eine kleine Menge wirkt stimulierend (steigert die Aktivität). Eine größere Menge wirkt als Sedativum (unterdrückt die Aktivität). Eine noch größere Menge wirkt als Gift und kann tödlich sein.

Dies gilt für jede Droge, wobei die Mengen, um so zu wirken, von Droge zu Droge unterschiedlich sind. Koffein ist eine Droge. Somit kann

Kaffee als Beispiel dienen. Hundert Tassen Kaffee würden eine Person wahrscheinlich töten. Zehn Tassen würden sie wahrscheinlich einschlafen lassen. Zwei oder drei Tassen stimulieren. Kaffee ist eine weit verbreitete Droge. Er ist nicht besonders schädlich, weil man so viel davon braucht, um eine Wirkung zu erzielen. Deshalb ist Kaffee als Anregungsmittel bekannt.

Arsen ist ein bekanntes Gift. Eine winzige Menge von Arsen jedoch wirkt stimulierend, eine größere Dosis wirkt als Schlafmittel, und einige wenige Zehntelgramm führen zum Tod.

STRASSENDROGEN

Die Drogenszene ist auf der ganzen Erde verbreitet und sie schwimmt in Blut und menschlichem Elend.

Forschungsarbeiten zeigen, dass Drogen das zerstörerischste Element sind, das in unserer heutigen Kultur vorhanden ist.

Die immer schnellere Verbreitung von Drogen wie LSD, Heroin, Kokain, Marihuana und einer Litanei neuer Straßendrogen spielen in unserer geschwächten Gesellschaft alle eine Rolle. Selbst Schulkindern werden Drogen aufgedrängt. Und Kinder von gewohnheitsmäßigen Drogenkonsumentinnen kommen bereits drogenabhängig zur Welt.

Es gibt Berichte, wonach einige dieser Drogen Gehirn- und Nervenschäden verursachen können. Von Marihuana beispielsweise – so beliebt bei Schülern und Studenten, die sich heute fortbilden sollen, damit sie die Führungskräfte von morgen sein können – wird berichtet, dass es Gehirn-Atrophie verursachen kann.

Durch Forschungsarbeit wurde sogar herausgefunden, dass es so etwas wie eine „Drogenpersönlichkeit“ gibt. Sie ist künstlich und wird durch Drogen erzeugt. Drogen können offenbar die Einstellung einer Person so verändern, dass sie sich von ihrer ursprünglichen Persönlichkeit zu einer wandelt, die im Geheimen Feindseligkeit und Hassgefühle hegt, die sie nicht an der Oberfläche auftauchen lässt. Auch wenn es nicht unbedingt in allen Fällen zutreffen mag, so zeigt es doch auf, dass zwischen Drogen und den zunehmenden Schwierigkeiten mit Verbrechen, nachlassender

Produktivität sowie dem modernen Zusammenbruch der sozialen und industriellen Kultur eine Beziehung besteht.

Die verheerenden physiologischen Auswirkungen von Drogen geraten regelmäßig in die Schlagzeilen. Dass sie auch zu einem Zerfall geistiger Aufgewecktheit und ethischen Charakters führen, ist nur zu offensichtlich.

Aber so brutal und schädlich die Straßendrogen auch sind, so machen sie doch nur einen Teil des biochemischen Problems aus.

Medizinische und psychiatrische Arzneimittel

Medizinische und vor allem die lange Liste psychiatrischer Drogen (Ritalin, Valium, Thorazine und Lithium, um nur einige wenige zu nennen) können absolut ebenso schädlich wie Straßendrogen sein. Wer mit dem Problem nicht vertraut ist, wäre verblüfft zu sehen, wie weit diese Drogen heute verbreitet sind.

Beruhigungsmittel werden oft verabreicht, als wären sie ein Allheilmittel für sämtliche Übel. Schon 1951 waren viele Leute bereits so sehr an ihre tägliche Dosis von Schlaf- oder Schmerzmitteln gewöhnt, dass sie diese „kleinen Tabletten" nicht als Drogen betrachteten.

Zu häufig ist die Einstellung: „Wenn ich die Ursache des Schmerzes nicht finden kann, so kann ich ihn zumindest abtöten." Im Falle eines Geisteskranken würde dies lauten: „Wenn man ihn nicht vernünftig machen kann, so kann man ihn wenigstens ruhig stellen."

Unglücklicherweise wird nicht erkannt, dass eine Person, deren Schmerz durch ein Beruhigungsmittel abgetötet worden ist, selbst von derselben Droge abgetötet wurde und dem äußerst starken Schmerz des Todes viel näher ist. Es sollte offensichtlich sein, dass die ruhigsten Menschen auf der Welt die Toten sind.

Alkohol

Alkohol ist zwar keine bewusstseinsverändernde Droge, aber eine Droge, die Veränderungen bei den biochemischen Vorgängen bewirkt. Alkohol wirkt sich nicht auf den Verstand aus; er wirkt sich auf die Nerven aus.

Indem er sehr schnell alles Vitamin B_1 im Körper aufsaugt, bewirkt er, dass die Nerven nicht imstande sind, korrekt zu funktionieren. Daher kann die Person ihren Körper nicht koordinieren. Alkohol ist in kleinen Mengen ein anregendes und in großen Mengen ein beruhigendes Mittel.

Die Definition von *Alkoholiker* ist: Personen, die es nicht bei *einem* Drink belassen können. Wenn sie einen Drink haben, müssen sie noch einen haben. Sie sind abhängig. Einer der Faktoren ist der, dass sie ein volles Glas vor sich stehen haben müssen. Wenn nichts mehr drin ist, muss es erneut gefüllt werden.

Alkoholiker befinden sich in einem Zustand völliger, nicht nachlassender Feindseligkeit gegenüber allem um sie herum. Sie werden, ohne es auch nur zu erwähnen, auf Leute losgehen.

Alkohol ist eine Droge. Das Ausmaß an Alkoholkonsum (Menge und Häufigkeit) bestimmt, ob jemand als starker Trinker betrachtet werden sollte.

Kommerzielle Prozesse und Produkte

In den letzten Jahren wurden umfangreiche Forschungsarbeiten durchgeführt, um die potenzielle toxische Wirkung vieler Substanzen zu bestimmen, wie sie in verschiedenen kommerziellen Prozessen und Produkten häufig verwendet werden, und um festzustellen, in welchem Ausmaß diese Substanzen ihren Weg in den Organismus der Bewohner dieses Planeten finden. Es folgen einige Beispiele, was diese Forschungsarbeit ans Tageslicht bringt.

INDUSTRIECHEMIKALIEN

Unter diese Überschrift fallen Zehntausende von Chemikalien, die in der Herstellung verwendet werden. Selbstverständlich sind nicht all diese Chemikalien toxisch. Aber Arbeiter in Fabriken, die z. B. Schädlingsbekämpfungsmittel, Mineralölprodukte, Kunststoffe, Waschmittel und Reinigungs-Chemikalien, Lösungsmittel, beschichtete Metalle, Konservierungsmittel, Drogen, asbesthaltige Produkte, Dünger, einige Kosmetikartikel, Parfüme, Farben, Farbstoffe, elektrische Geräte oder jegliche radioaktiven Stoffe herstellen oder mit solchen Stoffen arbeiten, können Giftstoffen ausgesetzt sein, häufig über einen längeren Zeitraum. Natürlich kann der Konsument Restmengen solcher Chemikalien ausgesetzt sein, wenn er diese Erzeugnisse verwendet.

Landwirtschaftliche Chemikalien

Schädlingsbekämpfungsmittel sind die offensichtlichsten toxischen Substanzen, denen in der Landwirtschaft tätige Personen ausgesetzt sein können. Dazu gehören Insektizide (insektenvernichtende Chemikalien), Unkrautvernichtungsmittel und Kunstdünger.

Unter den Unkrautvernichtungsmitteln gibt es einige, die eine als „Dioxin" bezeichnete Substanz enthalten, eine Chemikalie, die als hochgiftig bekannt ist, selbst in derart winzigen Mengen, dass man sie im Körper kaum nachweisen kann.

Man kann auf mehrere Arten mit den in der Landwirtschaft verwendeten Chemikalien in Kontakt kommen. Die Chemikalie kann weitergetragen werden oder sich in der Pflanze selbst befinden und somit als Nahrung aufgenommen werden. Sie kann vom Wind weitergetragen und direkt von denjenigen eingeatmet werden, die in landwirtschaftlichen Gebieten leben oder arbeiten. Sie kann sogar in Trinkwasservorräte geraten.

Lebensmittel, Lebensmittelzusätze und Konservierungsmittel

Einigen kommerziell verarbeiteten Lebensmitteln werden Substanzen beigefügt, um deren Farbe oder Geschmack zu „verbessern" oder, wie zuvor erwähnt, dafür zu sorgen, dass das Nahrungsmittel nicht verdirbt. Auch werden diverse künstliche Süßstoffe in „Diät"-Softdrinks und anderen kommerziell verpackten Nahrungsmitteln zunehmend häufig eingesetzt. Aus der Forschungsarbeit über diese „Verstärker", „Süßmacher" und „Konservierer" geht hervor, dass viele davon ziemlich toxisch sind. Das ganze Gebiet der Lebensmittelzusätze und Konservierungsmittel wurde für viele Menschen zu einem Anliegen.

Im Zusammenhang mit Nahrungsmitteln gibt es noch einen weiteren Aspekt. Forschungsergebnisse deuten darauf hin, dass ranzige Öle weitaus gesundheitsgefährdender sind, als bislang vermutet wurde. So haben Forscher Öle, die beim Kochen oder in der kommerziellen Lebensmittelverarbeitung verwendet werden, wo sie nicht frisch, rein und frei von Ranzigkeit sind, mit Verdauungskrankheiten und Muskelerkrankungen und sogar mit Krebs in Verbindung gebracht.

Parfüme und Duftstoffe

In den letzten Jahren werden immer häufiger Parfüme und Duftstoffe in allen möglichen Produkten verwendet. Alles, angefangen bei Kleidung und Waschmitteln bis hin zu Kosmetiktüchern und Zeitungswerbung enthält zugefügte Duftstoffe. Dieser Duftstoff ist gewöhnlich ein billiges chemisches Derivat, ein Kohlenteer-Extrakt, das wohl rund 10 Cent pro 200 Liter kostet. Die Untersuchungsergebnisse scheinen zu bestätigen, dass diese Chemikalien, die im örtlichen Supermarkt als „Duftstoffe" im Umlauf sind, in Wirklichkeit toxisch sind und in den Nahrungsmitteln, die dort verkauft werden, landen können. Diese Chemikalien zu sich zu nehmen, ist eindeutig keine Hilfe für die Verdauung.

Strahlung

Sicher ist Ihnen aus den Nachrichten bekannt, dass Kontakt mit Strahlung dadurch zustande kommen kann, dass man Tests von Nuklearwaffen ausgesetzt ist (genauer gesagt, den radioaktiven Partikeln, die dabei in die Atmosphäre freigesetzt werden) sowie radioaktiven Abfällen oder einigen Herstellungsprozessen, bei denen radioaktive Stoffe verwendet werden. Weiterhin stellt die erhöhte Verwendung von Atomenergie zur Stromerzeugung, ohne gleichzeitig eine angemessene Technologie und Sicherheitsüberwachung zu entwickeln, eine nichtmilitärische Bedrohung dar. Und die Verschlechterung des Zustandes der höheren Atmosphäre des Planeten durch verunreinigende Stoffe lässt jedes Jahr immer mehr Sonnenstrahlung bis zur Planetenoberfläche durch.

Anders ausgedrückt, es gibt viele Arten, wie jemand Strahlung ausgesetzt sein kann. Sie ist überall in der Atmosphäre und war es schon immer. Es gibt jetzt einfach mehr davon.

Sonnenanbeter, Sonnenbadende, diejenigen, die ein Ritual daraus machen, Jahr für Jahr in der Sonne zu braten, setzen sich Strahlung aus. Was ist die Sonne anderes als ein Ball von Strahlung? Nirgendwo lässt sich ein besseres Beispiel für Strahlung als unsere Sonne finden. Daher ist ein Sonnenbrand *tatsächlich* eine Verbrennung, jedoch nicht eine Verbrennung, die einfach von übermäßiger Hitze herrührt: Es ist eine Verbrennung durch Strahlung. Eine bestimmte Menge Sonnenlicht ist wahrscheinlich für die Gesundheit des menschlichen Körpers unerlässlich. Wir sprechen hier jedoch von übermäßiger Strahleneinwirkung. Selbst wenn man sich nicht direkt verbrennt, ist man bei ausgedehnter täglicher Strahleneinwirkung über lange Zeiträume den kumulativen Folgen von Strahlung ausgesetzt.

Röntgenstrahlen setzen einen ebenfalls der Strahlung aus. Sie sind ganz genauso tödlich wie Kernspaltung. Bei Röntgenstrahlen gibt es keinen großen Knall; man erhält keine riesige Explosion, bei der keine Stadt mehr übrig ist. Aber sie verursachen bei jemandem Röntgenstrahl um Röntgenstrahl tatsächlich einen Zustand hoher Radioaktivität, sodass er, wenn er noch etwas mehr Röntgenstrahlung oder radioaktiven Niederschlag abbekommt, wahrscheinlich krank wird. Eine wiederholte, ständige Anwendung von Röntgenstrahlung bei einer Person kann absolut alles herbeiführen, was Kernspaltung mit ihrer Verseuchung der Atmosphäre herbeiführt.

Wenn die Atmosphäre radioaktiv ist, geht es mit der Gesundheit bergab. Je mehr radioaktiver Strahlung die Menschen ausgesetzt sind, umso weniger Widerstandskraft haben sie und umso mehr Wirkung hat die Strahlung auf sie. Anders ausgedrückt, im Laufe der Zeit sammelt sich jede der oben beschriebenen Quellen im Körper an. Da die Strahlung kumulativ ist, folgt daraus, dass dies das biochemische Problem verschlimmert und ein bedeutendes Hindernis darstellt.

Eine Lösung für eine biochemische Welt

Angesichts all dessen, was oben erwähnt wurde, bietet das Reinigungsprogramm eine Lösung für dieses biochemische Problem. In einer Gesellschaft, in der Drogen und toxische Materialien so verbreitet sind wie in dieser, sollte es von großem Interesse sein, mit Ansammlungen solcher Materialien fertig zu werden.

Die logischen Fragen im Hinblick auf irgendeine Methode, die solche Ansammlungen bereinigen könnte, wären: „Funktioniert sie?" „Bringt sie *Ergebnisse?*"

Diese Fragen werden durch praktische Erfahrungen beantwortet und indem man die grundlegenden Entdeckungen versteht, durch die eine Methode hervorgebracht wurde, um den Einzelnen von den schädlichen Auswirkungen toxischer Substanzen zu befreien.

Die Entwicklung des Reinigungsprogramms

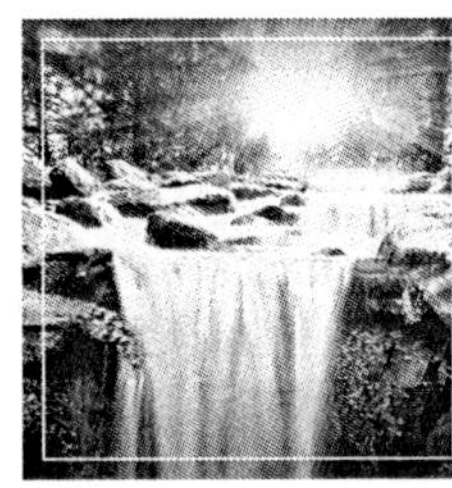

Teil Eins, Kapitel Zwei

Die Entwicklung des Reinigungsprogramms

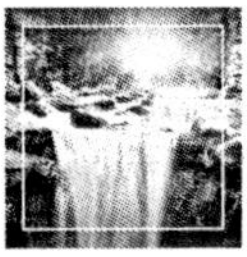

TEIL EINS, KAPITEL ZWEI

Mit der Explosion des Drogenproblems in den 1960er Jahren, als der Gebrauch von unerlaubten Straßendrogen und deren verheerende Auswirkungen einen vorherrschenden Faktor unter den Missständen in der Gesellschaft darstellte, entwickelte ich eine Reihe von Methoden, die der Drogenrundown genannt werden. Der Drogenrundown befasst sich direkt mit den geistigen Auswirkungen von Drogen, die jemanden nachteilig beeinflussen können. Der Rundown löst die Aufmerksamkeit von vergangenen Drogengeschehnissen, sodass die Menschen fähiger werden, mit dem Leben zurechtzukommen und sich selbst sowie die Dinge in ihrer Umgebung zu kontrollieren. Dieser Rundown ist auch heutzutage als endgültige Lösung für jede Drogenhandhabung im Einsatz.

In den 1970er Jahren wurde jedoch offensichtlich, dass vor der Durchführung dieses Rundowns vielleicht tiefer liegende Faktoren bereinigt werden müssen. Als ich mit Fällen von ehemaligen Drogenkonsumenten arbeitete, machte ich beim Studium ihrer körperlichen Symptome und Verhaltensmuster eine verblüffende und zugleich erschreckende Entdeckung:

> LEUTE, DIE IRGENDWANN EINMAL FRÜHER LSD EINGENOMMEN HATTEN, ERWECKTEN DEN ANSCHEIN, EINEN RÜCKFALL ZU ERLEIDEN, UND HANDELTEN, ALS HÄTTEN SIE GERADE EBEN WIEDER LSD ZU SICH GENOMMEN.

Wie erwähnt braucht es nur den millionsten Teil einer Unze LSD, um einen Drogenrausch herbeizuführen, und da LSD im Grunde der Rostpilz von Weizen ist, der einfach den Blutkreislauf unterbricht, war meine ursprüngliche Überlegung die, dass LSD im Körper verbleiben muss.

Am ehesten bleiben toxische Substanzen im Fettgewebe des Körpers stecken. Es heißt, dass die Fähigkeit des Körpers, Fett aufzuspalten, im mittleren Alter abnimmt. Somit liegt offenbar die Situation vor, dass toxische Substanzen im Fettgewebe stecken und das Fettgewebe nicht aufgespalten wird. Folglich können sich solche Substanzen ansammeln.

Mit anderen Worten:

> LSD VERBLEIBT OFFENBAR IM ORGANISMUS, LAGERT SICH IM KÖRPERGEWEBE AB, UND ZWAR VOR ALLEM IM FETTGEWEBE, UND KANN SPÄTER WIEDER IN AKTION TRETEN UND BEI DER PERSON UNVORHERSEHBARE „TRIPS" AUSLÖSEN, SELBST JAHRE NACHDEM SIE VON LSD LOSGEKOMMEN IST.

LSD verbleibt offenbar im Organismus, lagert sich im Körpergewebe ab, und zwar vor allem im Fettgewebe ...

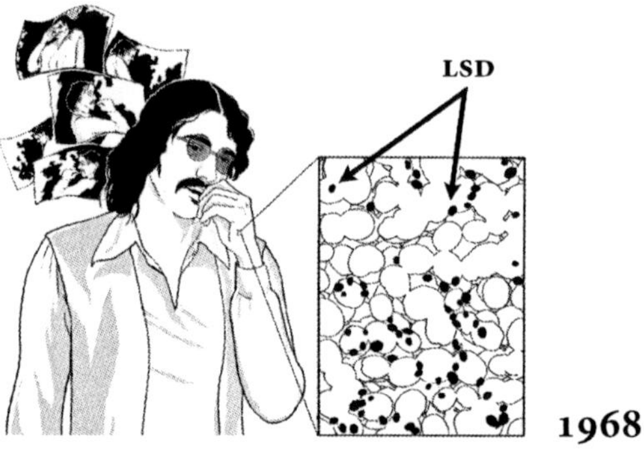

... und kann später wieder in Aktion treten und bei der Person unvorhersehbare „Trips" auslösen, selbst Jahre nachdem sie von LSD losgekommen ist.

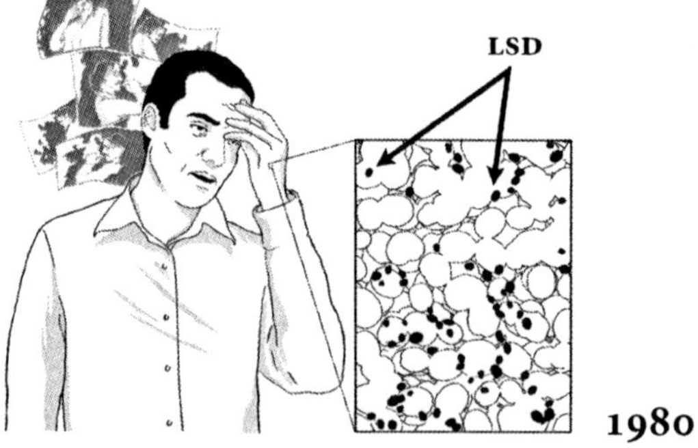

Somit waren das Verhalten, die Handlungen und das Verantwortungsniveau jener, die LSD genommen hatten, nicht vorhersagbar! Ganz abgesehen davon, dass diese „Flashbacks" recht tödlich sein konnten, wenn man gerade am Fahren war oder auch nur herumlief.

Was war die Lösung für diese Fälle?

Es war keine Methode bekannt, um den Körper von diesen winzigen Drogenablagerungen zu befreien, da diese in den Geweben eingelagert sind und im Rahmen der normalen Ausscheidungsvorgänge nicht vollständig entfernt werden.

Ganz offensichtlich bestand die Lösung auch nicht darin, dies mit weiteren Drogen oder Biochemikalien beheben zu wollen, denn dies konnte die Situation nur noch verschlimmern. Aber ließ sich eine Methode entwickeln, um diese Ablagerungen aus dem Gewebe loszulösen und auszuspülen und somit die Person von deren Wirkungen zu befreien, sodass sie sowohl physisch als auch mental und geistig vollständig rehabilitiert werden könnte?

Das ursprüngliche „Schwitzprogramm"

1977 gab ich eine Methode heraus, die als das „Schwitzprogramm" bezeichnet wurde. Es funktionierte auf der Grundannahme, dass diese beobachteten negativen Faktoren behoben werden könnten, wenn es gelänge, die LSD-Ablagerungen aus dem Organismus zu entfernen, und dass die logischste Methode, um dies zu erreichen, darin bestehen würde, diese Ablagerungen auszuschwitzen.

Meine Theorie erhärtete sich in der Praxis, als Personen, die an dem Programm teilnahmen, LSD offensichtlich ausschwitzten und die Auswirkungen der Droge erneut zu spüren bekamen. Aber es war nicht nur so, dass einfach LSD herauskam: Sie berichteten, dass sie die Auswirkungen einer Vielzahl anderer Straßendrogen und Chemikalien rochen, schmeckten oder fühlten, und zwar dieselben, die sie Jahre zuvor zu sich genommen hatten oder denen sie damals ausgesetzt gewesen waren.

Sie erlebten auch, in milder Form, einige der Empfindungen von früheren Sonnenbränden, Krankheiten und Verletzungen und anderen physischen und emotionalen Zuständen wieder.

Daher hatte es den folgenden Anschein:

> NICHT NUR LSD, SONDERN AUCH ANDERE CHEMISCHE GIFTE UND TOXISCHE SUBSTANZEN, KONSERVIERUNGSSTOFFE, SCHÄDLINGSBEKÄMPFUNGSMITTEL SOWIE MEDIZINISCHE DROGEN UND DIE LANGE LISTE VON STRASSENDROGEN (HEROIN, MARIHUANA, KOKAIN USW.) KÖNNEN SICH IM GEWEBE FESTSETZEN UND JAHRELANG IM KÖRPER VERBLEIBEN.
>
> SOGAR MEDIZINISCHE DROGEN WIE SCHLANKHEITSPILLEN, KODEIN, NOVOCAIN UND VIELE ANDERE KÖNNEN JAHRE, NACHDEM SIE GENOMMEN UND ANGEBLICH AUSGESCHIEDEN WORDEN SIND, REAKTIVIERT WERDEN.

Es schien also, dass sämtliche dieser feindlichen biochemischen Substanzen im Gewebe festgehalten werden konnten; und ihre Akkumulation brachte wahrscheinlich die biochemischen Vorgänge und das Flüssigkeitsgleichgewicht des Körpers durcheinander.

Dies waren meine ersten Überlegungen zu diesem Thema gewesen. Nun wurden sie durch zusätzliche Forschungen erhärtet, als sich immer weitere Manifestationen zeigten. (Weiter bestätigt wurden diese Überlegungen seither durch klinische Tests und Autopsien, bei denen Ablagerungen bestimmter Drogen festgestellt wurden, die im Körpergewebe fest verankert waren.)

Mehr noch, als die Forschung mit jenen, die sich auf dem Schwitzprogramm befanden, weiterging, deuteten alle Anzeichen darauf hin, dass diese Substanzen immer mehr aus dem Körper ausgeschwemmt wurden, je weiter die Leute auf dem Programm Fortschritte machten. Und diese Leute berichteten, dass sie neue Energie, erneuerte Lebenskraft und wieder erwachtes Interesse am Leben in sich spürten.

Das Schwitzprogramm war jedoch ein langwieriger Prozess, und es dauerte Monate, es abzuschließen. Eine Verbesserung und Beschleunigung war notwendig, und so entwickelte ich das Reinigungsprogramm.

Die Bestandteile des Reinigungsprogramms

Das Reinigungsprogramm ist eine streng überwachte Prozedur, die folgende Elemente enthält:

1. Körperliche Bewegung (Laufen).
2. Ausschwitzen in der Sauna.
3. Ernährung, einschließlich der Einnahme von Vitaminen, Mineralstoffen usw. sowie Speiseöl.
4. Ein korrekt geregelter persönlicher Stundenplan.

Die Teilnehmer laufen, um die Blutzirkulation anzuregen, damit sie tiefer in das Gewebe vordringt, wo giftige Rückstände abgelagert sind, und auf diese Weise die angehäuften schädlichen Ablagerungen löst, freisetzt und sie in Bewegung bringt.

Es ist deshalb sehr wichtig, dass auf das Laufen sofortiges Schwitzen in der Sauna folgt, um diese Ablagerungen, die sich jetzt gelöst haben, mit der Flüssigkeit aus dem Körper auszuschwemmen.

Während man die gewöhnliche Ernährung mit reichlich frischem Gemüse ergänzt, nimmt man auch genau vorgeschriebene Mengen an Vitaminen, Mineralien und zusätzliche Mengen Öl ein. Die empfohlenen Vitamindosen werden im Verlauf des Programms allmählich erhöht. (Mit *allmählich* ist eine schrittweise Annäherung an etwas gemeint, wobei ein Schritt nach dem anderen gemacht wird: In diesem Fall handelt es sich um eine allmähliche Erhöhung der Vitamindosis.) Diese Methode ist nicht nur ein unerlässlicher Faktor, um dem Körper zu helfen, Gifte auszuspülen, sie repariert und baut auch Bereiche wieder auf, die von Drogen und anderen giftigen Rückständen betroffen waren.

Ein geregelter Tagesplan mit ausreichender Erholung ist ein absolutes Muss, da der Körper während des gesamten Programms Veränderungen und einen stetigen Regenerationsprozess durchmacht.

Wenn diese Aktionen unter sehr genauer Überwachung durchgeführt werden, bewirken sie offenbar die Entgiftung des gesamten Organismus und verhelfen der Person zu neuer Gesundheit und Spannkraft.

Geistige und seelische Aspekte

Man muss jedoch den ganzen Prozess noch eingehender und umfassender betrachten, wobei auch die geistigen und seelischen Aspekte des Programms dazugehören. Weit über jeden körperlichen Schaden hinaus, den sie bewirken können, haben viele Drogen – Marihuana, Peyote, Morphium, Heroin, um nur einige wenige zu nennen – einen anderen Nachteil: Sie beeinflussen direkt den Verstand der Person. Als ein Beispiel kann LSD, ursprünglich für den Gebrauch in der Psychiatrie entwickelt, Berichten zufolge normale Menschen in Schizophrene verwandeln.

Aber um diese mentalen Auswirkungen von Drogen besser zu verstehen, ist es notwendig, etwas darüber zu wissen, was der Verstand ist.

Während die Menschen durchs Leben gehen, zeichnet ihr Verstand Bilder von allem auf, was sie wahrnehmen, Augenblick um Augenblick, vierundzwanzig Stunden am Tag. Diese *geistigen Eindrucksbilder* sind dreidimensionale Farbbilder, die alle Wahrnehmungen enthalten – alles, was die Person gesehen, gehört, gefühlt, gerochen, geschmeckt und erlebt hat.

Man bezeichnet die fortlaufende Aufzeichnung geistiger Eindrucksbilder, die sich im Verlauf des Lebens einer Person sammeln, als *Zeitspur*. Die Zeitspur ist sehr exakt datiert. Normalerweise setzt sich die Zeitspur einer Person aus Geschehnissen zusammen, die von Augenblick zu Augenblick aufgezeichnet werden, während man sich durchs Leben bewegt. Allerdings behält jemand, der Drogen genommen hat, abgesehen von den damit verbundenen physischen Faktoren geistige Eindrucksbilder von diesen Drogen und deren Wirkungen zurück. Mit anderen Worten, seine Zeitspur besteht für diesen Zeitraum nicht nur aus Ereignissen, die in der Gegenwart stattfinden. Stattdessen ist sie durcheinandergebracht: Ihre geistigen Aufzeichnungen und Wahrnehmungen sind verzerrt und verheddert, wobei tatsächliche Ereignisse, Fantasie und Bilder von Geschehnissen aus der Vergangenheit kombiniert werden.

Nehmen wir beispielsweise an, dass jemand irgendwann bei einem im Freien stattfindenden Rockkonzert an einem heißen Sommertag LSD genommen hatte. Nehmen wir weiter an, dass die Person eine Reihe von ernsten Nebenwirkungen erfuhr, während sie unter dem Einfluss der Droge stand. Diese umfassten erhöhte Körpertemperatur, schnelleren Herzschlag, rasche Stimmungsschwankungen und Übelkeit, die durch den Geruch von Zigarettenrauch ausgelöst wurde. Während des Tages wurde sie manchmal von ihren Freunden getrennt, geriet in Panik und war von Sorgen überwältigt. Sie litt auch unter Halluzinationen, im Besonderen „hörte" sie Farben und „sah" Geräusche. Diese Person hätte von allem geistige Eindrucksbilder, was mit diesem Drogengeschehnis verbunden ist, einschließlich Fantasien und den Halluzinationen, die von LSD verursacht wurden. Und jene Bilder könnten sie unerwartet zu einem späteren Zeitpunkt beeinflussen.

Irgendwann in der Zukunft, wenn die Umgebung dieser Person genügend Ähnlichkeiten mit diesem vergangenen LSD-Geschehnis enthielte, könnte das Geschehnis restimuliert (reaktiviert oder wieder stimuliert werden). Beispielsweise könnte sie sich an einem heißen Tag draußen aufhalten und laute Musik spielen hören. Dann könnte jemand in der Nähe eine Zigarette anzünden und den Rauch in ihre Richtung blasen. Diese Faktoren reichen aus, um die durch Drogen hervorgerufenen Erfahrungen an jenem Konzerttag auszulösen. Es kann sein, dass ihr Herz plötzlich zu rasen beginnt und ihr übel wird. Sie kann auch ohne offensichtlichen Grund von Sorgen überwältigt werden. Und dann könnte sie die gleiche Art von Halluzinationen wieder erleben, was Sehen und Geräusche mit einbezieht. Anders ausgedrückt, die geistigen Bilder könnten, ohne dass noch mehr von der Droge genommen wird, restimuliert werden und sie könnte dieses Drogengeschehnis wiedererleben.

Andererseits ist da noch das Thema der Drogenrückstände. Rückstände des LSDs, das sie an jenem Konzerttag genommen hatte, bleiben in ihrem Körper eingeschlossen. Selbst Jahre später könnten einige dieser LSD-Kristalle sich plötzlich aus dem Fettgewebe lösen und zurück in ihren Organismus gelangen. Während das geschieht, würde die Droge neu aktiviert werden und sie auf einen erneuten „Trip" schicken, so als hätte sie gerade mehr LSD genommen.

Daher muss man auf dem Reinigungsprogramm zwei Faktoren in Betracht ziehen:

1. Die tatsächlichen Drogen und toxischen Rückstände im Körper.
2. Die geistigen Eindrucksbilder der Drogen und die geistigen Eindrucksbilder der eigenen Erfahrung mit diesen Drogen.

Diese zwei Faktoren hängen, perfekt gegeneinander ausbalanciert, fest und stehen in Wechselwirkung zueinander. Was die Person verspürt, sind diese beiden Umstände: das tatsächliche Vorhandensein der Drogenrückstände und die damit verbundenen geistigen Eindrucksbilder.

Das Reinigungsprogramm bereinigt einen dieser beiden Faktoren, die angesammelten toxischen Rückstände. Und das stabilisiert die Person, sodass der andere Faktor, die geistigen Eindrucksbilder, nicht mehr restimulierend oder in ständiger Restimulation sind. So einfach ist das.

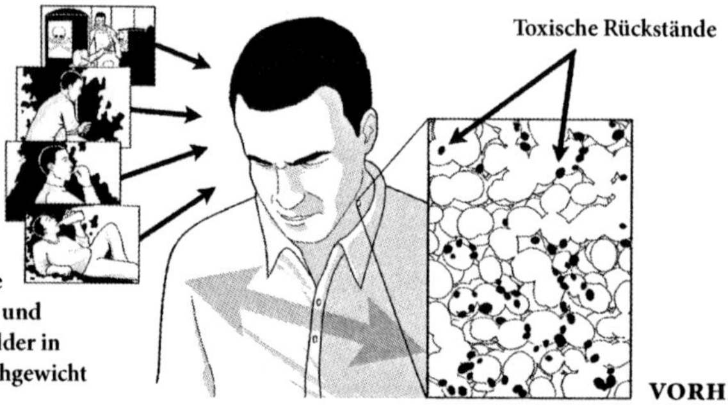

Vor dem Reinigungsprogramm stecken die toxischen Rückstände und geistigen Eindrucksbilder in einem perfekten Gleichgewicht fest.

VORHER

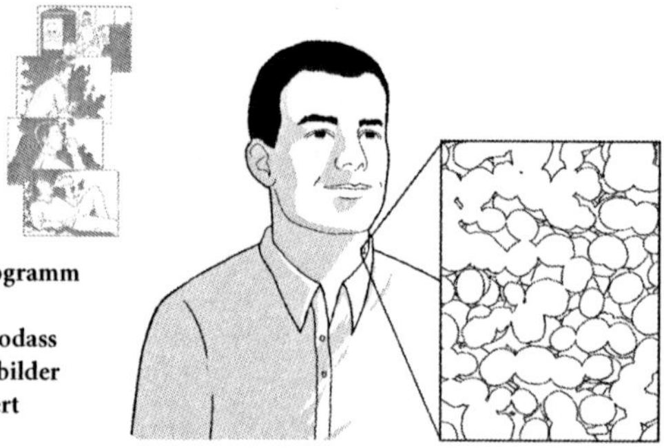

Mit dem Reinigungsprogramm werden die toxischen Rückstände bewältigt, sodass die geistigen Eindrucksbilder nicht ständig restimuliert werden.

NACHHER

Mit dem Reinigungsprogramm wird also unter anderem dieses perfekte Gleichgewicht der beiden Faktoren gestört. Plötzlich sind das Gleichgewicht und die wechselseitigen Reaktionen verschwunden. Die schädlichen und restimulierenden chemischen Rückstände sind ausgeschwemmt und weg. Dies heißt jedoch nicht, dass die geistigen Eindrucksbilder weg sind. Aber sie befinden sich nicht mehr in Restimulation und sie werden nicht durch das Vorhandensein von Drogenrückständen verstärkt.

Indem wir dafür sorgen, dass das Gleichgewicht zwischen diesen beiden Faktoren aufgehoben und die toxischen Rückstände durch das Reinigungsprogramm ausgeräumt werden, entfernen wir Elemente, die für die körperliche Gesundheit der Person zerstörerisch sind, und machen den Weg für mentalen und geistigen Gewinn frei. Anders ausgedrückt, die Person ist jetzt in einem Zustand, in dem sie eine Verbesserung ihrer eigenen Wahrnehmungen und Fähigkeiten weiterverfolgen kann.

Das Reinigungsprogramm: Ein „langfristiges Entgiftungsprogramm"

Sogar jemand, der Drogen seit Jahren nicht mehr angerührt hat, hat immer noch „leere Zeitabschnitte". Drogen können die Fähigkeit des Menschen, sich zu konzentrieren, zu arbeiten und zu lernen, beeinträchtigen. Drogenrückstände können jede mentale Hilfe verhindern. Sie verhindern auch jemandes Leben!

Während das Reinigungsprogramm sich ursprünglich an die Ausräumung der angesammelten Drogenrückstände im Organismus wandte, könnte es auch so sein, dass es andere toxische Substanzen ausspült, die sich im Körper angesammelt haben.

Diese Substanzen müssen eliminiert werden, wenn man stabile mentale und geistige Verbesserung erreichen will. Die gültige Regel ist, dass mentale und sogar biophysikalische Aktionen (Methoden, um die Fähigkeit einer Person, den eigenen Körper und die Umgebung in den Griff zu bekommen) nicht funktionieren, wenn lebensfeindliche Elemente vorhanden sind.

Bei der Rehabilitierung eines Individuums können wir also erst dann zum nächsten Schritt, der biophysikalischen Bereinigung (der Verbesserung des Bewusstseins einer Person über ihre Umwelt und der Fähigkeit, der Gegenwart ins Auge zu sehen) übergehen, nachdem wir eine biochemische Bereinigung abgeschlossen haben. Und daraufhin ist der Weg frei für mentale und spirituelle Verbesserung.

Meine Entwicklung eines Programms zur Bereinigung von Drogen zusammen mit Ablagerungen von Drogen und anderen chemischen Schadstoffrückständen im Körper war auf die Tatsache gegründet, dass die Rehabilitierung eines Individuums nur in der oben beschriebenen Reihenfolge erfolgreich sein kann. Versucht man, diese Schritte umzustellen und sie in der falschen Reihenfolge anzugehen, erfährt man Verluste. Des weiteren erfordert eine vollständige Rehabilitierung, dass alle Schritte durchgeführt werden.

Die Reinigung des Körpers an sich bedeutet offenbar einen Gewinn und könnte als alleiniger Endzweck verstanden werden, doch war das nicht der ursprüngliche Beweggrund. Angesichts dessen allerdings, was das Reinigungsprogramm offenbar erreicht, betrachte ich es als ein langfristiges Entgiftungsprogramm. Doch sollte man es als etwas Eigenständiges erkennen, da es unter den Entgiftungsprogrammen einzigartig ist, sowohl was die Vorgehensweise als auch die berichteten Erfolge anbelangt. Meiner persönlichen Erfahrung zufolge existiert keine andere Methode, wodurch diese eingelagerten Ansammlungen von Giftstoffen aus dem Körper entfernt werden können.

TEIL ZWEI

Ein Überblick über das Reinigungsprogramm

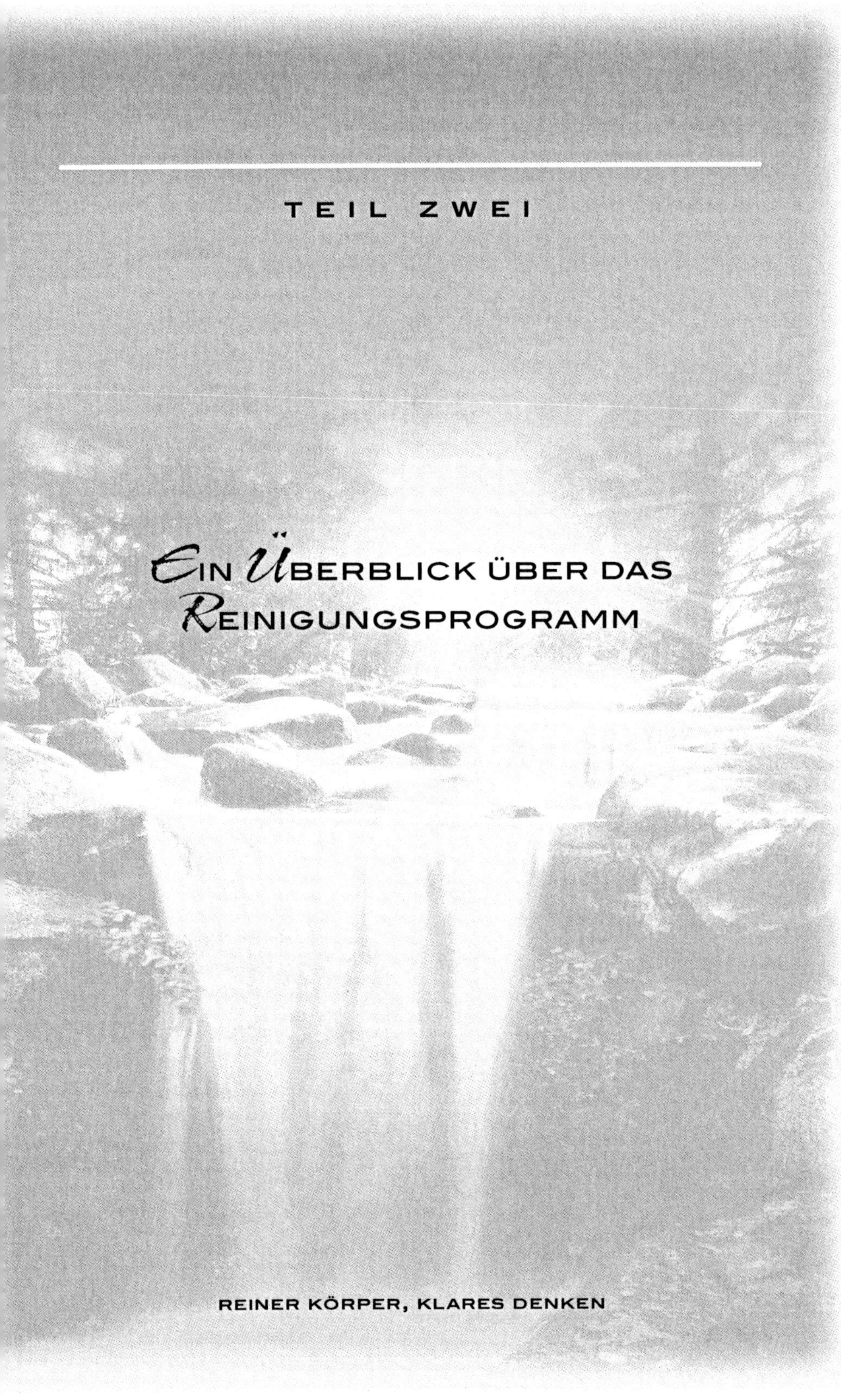

Informationen über das Programm

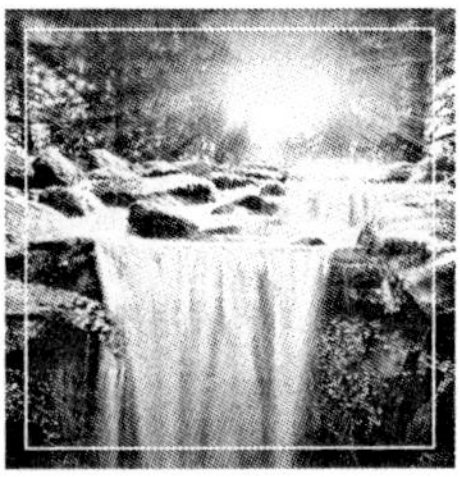

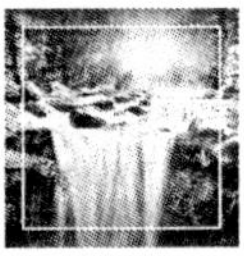

INFORMATIONEN ÜBER DAS PROGRAMM

TEIL ZWEI, KAPITEL EINS

DER GENAUE ABLAUF des Reinigungsprogramms beruht auf praktischen Erfahrungen aus der Erforschung und Entwicklung des Programms sowie auf umfangreichen Pilotprojekten, in denen das Programm mit Tausenden von Personen durchgeführt wurde.

Die festgelegte Abfolge des Programms umfasst Regelungen, die man beibehalten und strengstens befolgen muss.

1. Dies ist *kein* Programm, das man auf sich allein gestellt unternehmen sollte. Das Reinigungsprogramm ist eine Aktion, die von Personen betreut und angeleitet werden sollte, die in seiner Durchführung qualifiziert und erfahren sind.
2. Dieses Programm kann anstrengend sein und sollte von niemandem durchgeführt werden, der ein schwaches Herz hat oder an Blutarmut leidet. Daher ist es unerlässlich, dass jemand eine schriftliche medizinische Erlaubnis von einem informierten, zugelassenen praktischen Arzt hat, bevor er am Reinigungsprogramm teilnimmt. Sollten irgendwelche Anzeichen für ein schwaches Herz oder Anämie auftreten, während jemand das Programm macht, wird die Person vom Programm heruntergenommen und zu einem praktischen Arzt geschickt.

   Für Personen mit dem Wunsch, dieses Programm zu absolvieren, die ein bekanntes Herzleiden, hohen Blutdruck oder Anämie haben, oder selbst für diejenigen mit bestimmten Nierenleiden, wäre ein Programm auf einem viel niedrigeren Gradienten erforderlich. Wenn jemand aus medizinischen Gründen nicht in der Lage ist, das reguläre Programm durchzuführen, könnte ein Arzt einen weniger anstrengenden Plan mit Übungen und Ernährung empfehlen. Doch kann dies erfordern, dass der Arzt sich persönlich an der Betreuung der Person vor Ort beteiligt, während sie das Programm macht.

3. Schwangere oder stillende Frauen sollten nicht an dem Programm teilnehmen. Es versteht sich von selbst, dass Gifte, die möglicherweise inaktiv im Körper schlummerten, freigesetzt und einige dieser Stoffe auf das ungeborene Kind in der Gebärmutter oder durch die Muttermilch auf einen Säugling übertragen werden könnten.

Das Obige zu befolgen hilft, das Wohlbefinden aller Teilnehmer sicherzustellen.

Körperliche Bewegung und Sauna

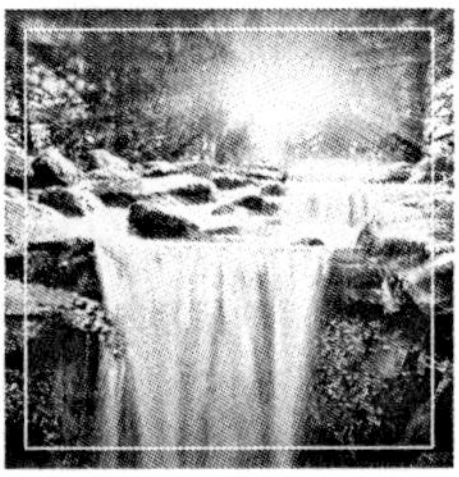

Teil zwei, Kapitel zwei

KÖRPERLICHE BEWEGUNG UND SAUNA

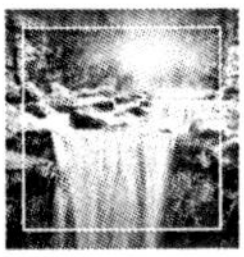

TEIL ZWEI, KAPITEL ZWEI

UM DIE DROGEN und andere chemische Substanzen aus dem Körper herauszuspülen, beginnt der Ablauf des Reinigungsprogramms mit einer Kombination aus *körperlicher Bewegung* in Form von Laufen und *Sauna.*

Laufen

Die erste Aktion ist Laufen. Der Zweck des Laufens besteht *nicht* darin, ins Schwitzen zu kommen, sondern die Blutzirkulation anzuregen und den Organismus in Schwung zu bringen, sodass Verunreinigungen, die im Organismus abgelagert sind, freigesetzt und ausgeschieden werden können.

Laufen steigert die Blutzirkulation im ganzen Körper; folglich:

1. werden Abfallprodukte der Zellen schneller hinausbefördert,
2. dringt die Blutzirkulation tiefer in die Muskeln und Gewebe vor, sodass sich die Ablagerungen an biochemischen Stoffen – oder im Falle von LSD die eingelagerten „kristallinen Rückstände" – auch aus den schlecht durchbluteten Bereichen lösen können.

Wenn man das Programm einmal begonnen hat, läuft man täglich.

Die Intensität des Laufens sollte man gradientenweise steigern. Wenn Sie so außer Atem kommen, dass Sie nicht zu einem anderen sprechen können, während Sie laufen, dann strengen Sie sich zu sehr an. Verringern Sie die Intensität, indem Sie langsamer laufen oder kürzere Zeit laufen, und dann bauen Sie die Intensität gradientenweise auf, während Sie durch das Programm fortschreiten.

Sauna

Die zweite Aktion, die unmittelbar auf das Laufen folgt, ist Schwitzen in einer Sauna. Die Verunreinigungen können nun aus dem Körper beseitigt werden und den Organismus durch die Poren verlassen.

In der Sauna wird *nie* ein Trainingsanzug getragen, da dieser als Isolierung wirkt. Man trägt einfach einen Badeanzug oder eine ähnliche leichte Bekleidung.

Man sollte sich in der Sauna nicht überhitzen. Wird es zu warm, um die Saunahitze bequem ertragen zu können, verlässt man einfach die Sauna und duscht kalt. Sobald man sich dann erholt hat, kehrt man in die Sauna zurück, um den Körper wieder zum Schwitzen zu bringen.

Natürlich ist das Ziel des Reinigungsprogramms, Gifte, Drogen und Unreinheiten aus dem Organismus auszuschwitzen. Je mehr Zeit man in der Sauna verbringt, umso schnelleren Fortschritt wird man machen. Man sollte es jedoch nicht so sehr übertreiben, dass man überhitzt wird und sich matt oder einer Ohnmacht nahe fühlt. Stattdessen sollte man sich, wenn nötig, unter der Dusche abkühlen und dann in die Sauna zurückkehren, um mit dem Schwitzen fortzufahren.

Es ist absolut *nicht* ratsam, in der Sauna einzuschlafen, weil Überhitzung eintreten könnte, während man schläft.

Laufzeit im Vergleich zu Saunazeit

Auf dem Reinigungsprogramm verbringt man fünf Stunden täglich mit einer Kombination aus Laufen und Schwitzen.

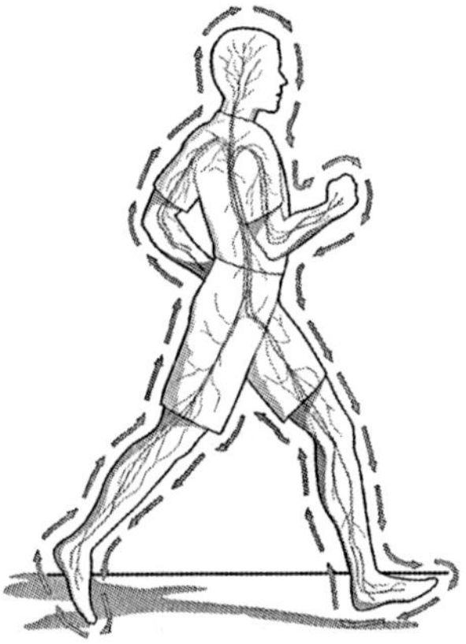

LAUFEN

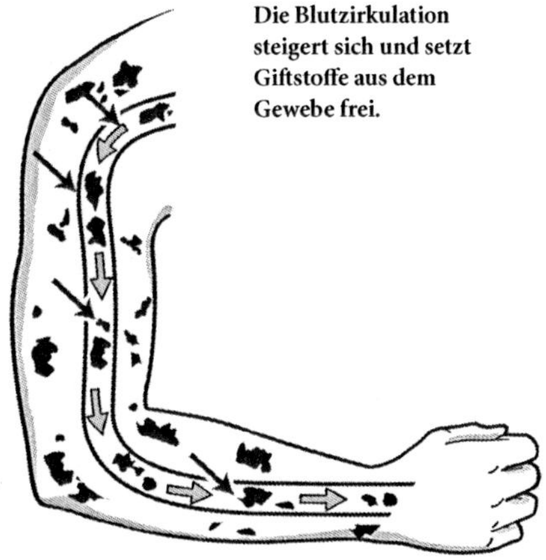

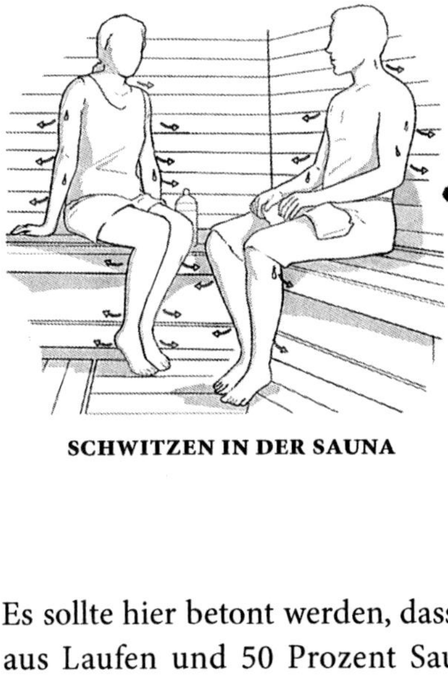

SCHWITZEN IN DER SAUNA

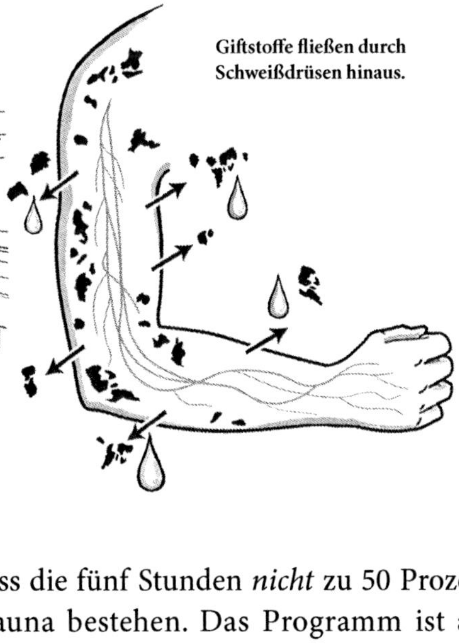

Es sollte hier betont werden, dass die fünf Stunden *nicht* zu 50 Prozent aus Laufen und 50 Prozent Sauna bestehen. Das Programm ist am erfolgreichsten, wenn man vergleichsweise viel mehr Zeit für die Sauna als für das Laufen aufwendet.

Es werden keine willkürlichen Zeiträume festgelegt, aber den Großteil der fünfstündigen Zeitspanne von Laufen und Ausschwitzen in der Sauna verbringt man am besten in der Sauna, nachdem die Blutzirkulation durch das Laufen auf Touren gebracht wurde.

Man sollte das Laufen jedoch nicht knapp halten, da der meiste Nutzen vom Schwitzen dann erreicht wird, wenn die Blutzirkulation auf Touren gebracht wurde, sodass die Unreinheiten zum Herausspülen verfügbar sind.

Man muss sich für das Laufen und Ausschwitzen in der Sauna immer mit einer anderen Person zusammenschließen, da eine Restimulation von früher eingenommenen Drogen, Arzneien oder sogar Narkosemitteln auftreten kann und auch tatsächlich auftritt, während die Giftstoffe ausgeschwemmt werden. Dies kann bis zur Restimulation eines vollständigen „Trips" gehen, hervorgerufen durch LSD oder die Auswirkungen anderer Drogen, die man vielleicht einmal genommen hat. Daher ist es eine Absicherung, von einem Gefährten oder Partner begleitet zu werden.

Flüssigkeiten

Während man dieses Programm macht, ist es wichtig, reichlich Wasser zu trinken. Das hilft sehr dabei, den Organismus auszuspülen und zu säubern. Hinzu kommt, dass die Körperflüssigkeiten wegen des vielen Schwitzens in der Sauna wieder aufgefüllt werden müssen.

Es ist daher äußerst wichtig, dass man während des Programms ausreichend Wasser zu sich nimmt. Das Schwitzen hat jedoch eine Nebenwirkung: es werden dabei gleichzeitig eine Menge Mineralstoffe und vielleicht auch Vitamine aus dem Organismus ausgeschwemmt. Deshalb muss man während des Programms auch Mineralstoffe und Vitamine zu sich nehmen.

Man sollte *nie* in einen dehydrierten Zustand geraten, während man auf diesem Programm ist. Damit das nicht geschieht, muss der Teilnehmer, abgesehen von ausreichender und ständiger Wasserzufuhr, während er in der Sauna ist, zusätzlich auch im Verlauf des Tages jede Menge Wasser trinken.

Salz und Kalium

Salz (Natriumchlorid) ist nicht für jedermann während des Programms zwingend vorgeschrieben. Die Einnahme ist nur dann nötig, wenn die Symptome für Salzmangel (hitzebedingte Erschöpfung) in Erscheinung treten. Solche Symptome umfassen feuchtkalte Haut, Müdigkeit, Schwäche, Kopfschmerzen, Krämpfe, Übelkeit, Schwindelgefühl, Erbrechen oder Ohnmacht.

Da auch Kalium beim Schwitzen verloren geht, können einige der obigen Symptome auch von Kaliummangel herrühren. Wenn die Einnahme von Salz die obigen Symptome nicht behebt, geht man zu Kaliumglukonat-Tabletten über.

Zusätzlich sei angemerkt, dass Bioplasma, auch als Zellsalze bekannt, anstelle von Salztabletten verwendet werden. Da sich Bioplasma unter der Zunge auflöst, ist es eine Alternative für diejenigen, die Schwierigkeiten haben, Salz in Tablettenform zu verdauen. Natriumarmer „Salzersatz" kann ebenfalls anstelle von Kalium verwendet werden, da es sich dabei hauptsächlich um Kalium handelt.

Mangelndes Schwitzen

Wenn die Schweißabsonderung in der Sauna aufhört, muss man dies sofort angehen. Die wahrscheinlichste Ursache ist unzureichende Wasserzufuhr. Die Abhilfe dafür ist, den Körper wieder zu hydrieren, indem man ausreichend Wasser trinkt. Dies geschieht, während die Person sich außerhalb der Sauna befindet, damit der Körper das aufgenommene Wasser nicht gleich wieder ausschwitzt. Wenn die Person so weit dehydriert ist, dass das Schwitzen aufgehört hat, kann es eine Weile dauern, bis der Körper wieder hydriert ist, da das getrunkene Wasser erst vom Körper absorbiert werden muss. Riesige Mengen Wasser auf einmal zu trinken, wird die Sache nicht in Ordnung bringen und ist nicht zu empfehlen. Vielmehr sollten häufig kleine Mengen Wasser getrunken werden, bis die Dehydrierungs-Symptome nachlassen.

Wenn der Körper plötzlich zu schwitzen aufhört und die Haut heiß und trocken wird, ist dies ein erstes Anzeichen für einen Hitzschlag. Es bedeutet, dass der Körper rigoros durchgreift und einen Widerstand dagegen erzeugt, etwas auszustoßen.

In einem solchen Fall muss der Betroffene die Sauna sofort verlassen und sich mit lauwarmem oder kühlem Wasser unter der Dusche oder mit Hilfe eines Schwammes abkühlen; man kann auch zunächst lauwarmes und dann schrittweise kühleres Wasser verwenden. Flüssigkeit, Salz oder Kalium oder Bioplasma werden ebenfalls eingenommen.

Jeder, der das Programm macht, muss, bevor er anfängt, in den obigen Schritten unterwiesen werden.

Zusammengefasst: Die drei wichtigen Punkte, die während des Programms befolgt werden müssen, sind die folgenden:

1. Es muss ausgiebig geschwitzt werden.
2. Die Flüssigkeitszufuhr der Person muss hoch genug sein, um den Flüssigkeitsverlust auszugleichen, der durch das Schwitzen entsteht.
3. Mineralstoffe und Vitamine müssen in ausreichender Menge eingenommen werden, um die durch das Schwitzen aus dem Organismus ausgeschwemmten zu ersetzen.

Drogen und ernährungsbedingte Mangelerscheinungen

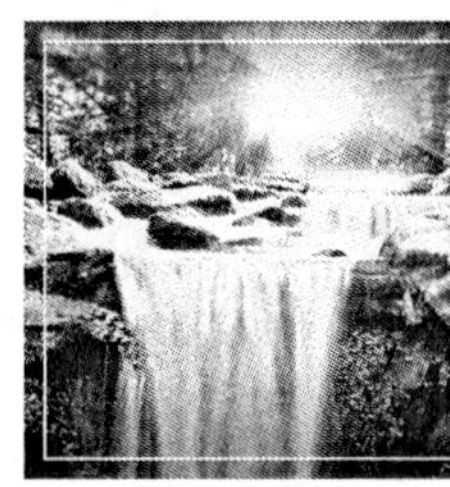

Teil Zwei, Kapitel Drei

DROGEN UND ERNÄHRUNGSBEDINGTE MANGELERSCHEINUNGEN

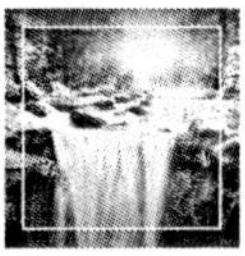

TEIL ZWEI, KAPITEL DREI

VIELE MENSCHEN WENDEN SICH wahrscheinlich deshalb Drogen zu, weil sie sich aufgrund von unbekannten ernährungsbedingten Mangelerscheinungen furchtbar fühlen. Diese Situation verschärft sich dann zusehends, da die Drogen selbst in großem Stil Vitamin- und Mineralstoffmangel erzeugen. Jede Erholung von Drogenkonsum bedingt deshalb, dass diese Mangelerscheinungen umfassend behoben werden.

Als Entdecker und Initiator der ersten Stunde im Bereich der Vitamintherapie weiß ich, wovon ich spreche, wenn es um ernährungsbedingte Mangelerscheinungen geht. Meine Forschungsarbeiten auf dem Gebiet der Vitamine und Mangelerscheinungen, von Anregungs- und Beruhigungsmitteln und in der Biochemie reichen bis ins Frühjahr 1950 und noch weiter zurück. Die Untersuchungen in diesen Gebieten trugen wesentlich zur Entwicklung des Reinigungsprogramms bei.

Drogen und Giftstoffe zehren Vitamine auf

Giftstoffe und Drogen verursachen Vitamin- und Mineralstoffmangel im Körper. Zum Beispiel verursachen Drogen einen Mangel an Vitamin C, einen Mangel an B_1, einen Mangel an B-Komplex und einen Mangel an Niacin. Vielleicht verursachen Drogen noch weitere, heute noch unbekannte Mangelerscheinungen, aber diese aufgezählten Punkte sind erwiesen.

Auch die Wirkung von Alkohol hängt zum Beispiel davon ab, dass die Person Vitamin B_1 verbrennen kann. Wenn das gesamte Vitamin B_1 verbrannt ist, verfällt die Person in Delirium tremens und hat Albträume.

Bei anderen giftigen Substanzen besteht die Wahrscheinlichkeit, dass andere Vitamine verbrannt werden. Offensichtlich zehren LSD und andere Straßendrogen nicht nur B_1 und B-Komplex auf, sondern erzeugen auch einen Niacinmangel (Niacin ist eines der B-Komplex-Vitamine) im Körper, und möglicherweise sind diese Drogen von Niacin abhängig, um ihre Wirkung zu entfalten.

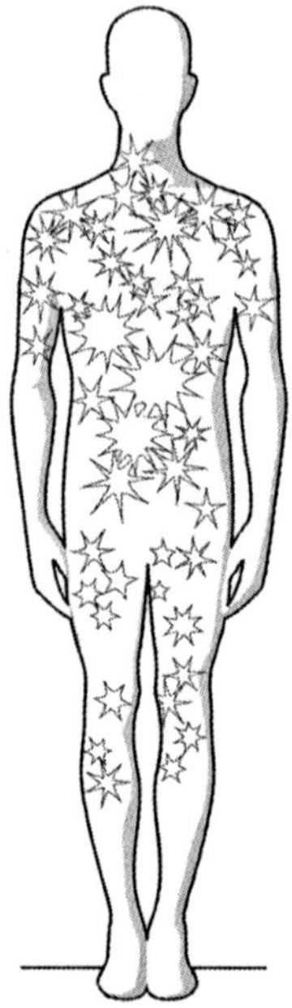

Im Organismus vorhandene Vitamine und Mineralstoffe

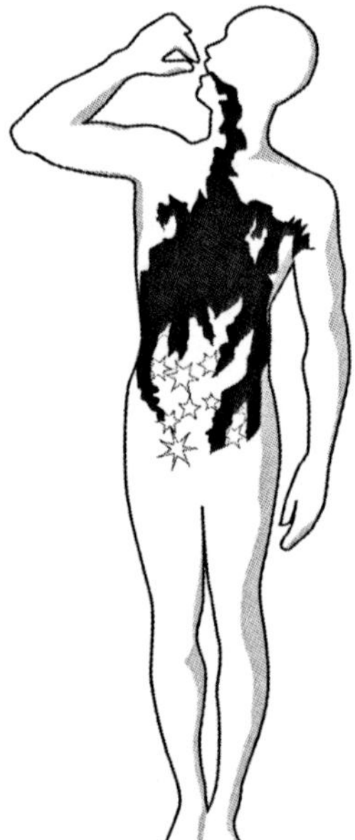

Wenn der Körper Drogen und Giftstoffen ausgesetzt wird ...

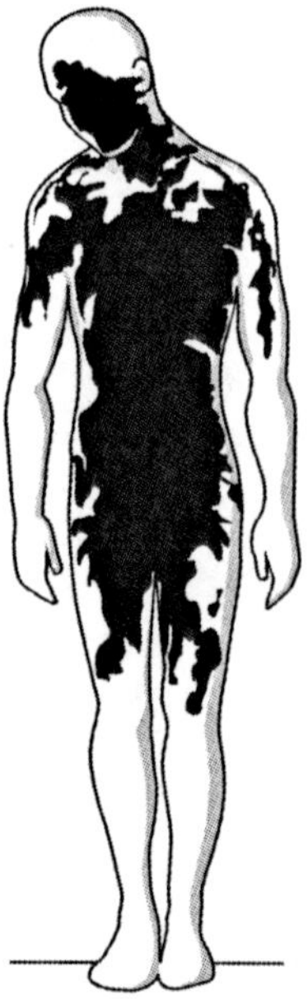

... werden Vitamine und Mineralien verbrannt.

Angesichts der Entdeckung, dass Überreste von Giftstoffen und Drogen noch jahrelang im Körper verbleiben können, kann man davon ausgehen, dass auch diese Überreste in dem Maße, wie sie noch vorhanden sind, möglicherweise dieselbe und fortgesetzte Wirkung auf die Vitamin- und Mineralstoffreserven des Körpers haben.

Mangelerscheinungen und Krankheit

Jede der lebenswichtigen Substanzen, von denen die Erhaltung der Körperfunktionen abhängt, wird mit Sicherheit einen nicht-optimalen körperlichen Zustand hervorrufen, wenn sie in der Ernährung ganz fehlt oder zu sehr reduziert wird. Wird dieser Zustand sehr augenfällig, so bezeichnet man ihn als „Krankheit“. Ist er weniger offensichtlich oder gar unentdeckt, fühlt man sich einfach „nicht gut“.

Es besteht eindeutig die Möglichkeit, dass, neben geistigen und spirituellen Faktoren, die Kombination aller angesammelten Mangelerscheinungen der wichtigste Faktor ist, der zum Alterungsprozess beiträgt. Auch die Anfälligkeit für andere Arten von Krankheiten rührt in vielen Fällen von solchen Mangelerscheinungen her, selbst wenn Viren oder Bakterien die Krankheit selbst erst auslösen. Bleiben Mangelerscheinungen weiter bestehen und werden sie nicht behoben, so ist ein längerer Krankheitsverlauf vorprogrammiert.

Deshalb bestand ein Aspekt bei der Entwicklung des Reinigungsprogramms darin, neben der normalen Zufuhr an Nährstoffen im Rahmen der regulären Mahlzeiten jeden derartigen Mangel durch ausreichende tägliche Mengen an Vitaminen und Mineralstoffen zu beheben.

Künstlich hervorgerufene Mangelerscheinungen

Ein Vitamin oder Mineralstoff wirkt nicht für sich allein. Es muss sich mit anderen Elementen zusammentun, um seine Arbeit zu verrichten. Wenn es dem Körper in einem Bereich an notwendigen Nährstoffen mangelt, wird er Knochen, Muskeln und Gewebe plündern, um sich diese fehlenden Stoffe zu beschaffen. So können künstlich herbeigeführte Mangelerscheinungen entstehen.

Man kann tatsächlich einen Vitamin-C-Mangel erzeugen, indem man Vitamin B und Kalzium verabreicht. Man braucht nichts weiter zu tun, als jemandem diese Dinge in sehr hohen Dosierungen zu verabreichen, und er wird die Merkmale einer Vitamin-C-Mangelerscheinung entwickeln. Seine Zähne werden anfangen zu schmerzen. Verabreicht man ihm nun Vitamin C, so verschwinden diese Erscheinungen wieder. Das Prinzip ist also, dass man durch eine übermäßig hohe Dosierung von einem oder zwei Vitaminen einen ernährungsbedingten Mangel an einem anderen Vitamin hervorrufen kann, das nicht gleichzeitig verabreicht wird oder nicht in genügend hohen Dosierungen.

Der Grund dafür ist, dass ein Vitamin gewisse Veränderungen im Körper bewirkt. Damit diese Veränderungen vollständig ablaufen können, benötigen sie ebenfalls das andere Vitamin. Fehlt nun dieses weitere Vitamin, wird eine Mangelerscheinung hervorgerufen.

Offenbar kann durch die Verabreichung großer Mengen an bestimmten Vitaminen, Mineralstoffen oder Nahrungsmitteln ein künstlicher Mangel an anderen Nahrungsstoffen erzeugt werden, die nicht zusätzlich verabreicht werden. Zusätzliche Mengen an bestimmten Nährstoffen vergrößern alleine durch die Tatsache der zusätzlichen Menge den Bedarf an anderen. Somit muss bei einer deutlichen Erhöhung der Einnahme von einigen bestimmten Stoffen ein Gleichgewicht aufrechterhalten werden, indem die Zufuhr an anderen Stoffen ebenfalls im richtigen Verhältnis gesteigert wird. Die Vitaminrationen während des Reinigungsprogramms müssen daher im richtigen Verhältnis eingenommen werden.

Mineralstoffe: Der Schlüssel zur Wechselwirkung von Drüsen

Zwischen 1945 und 1973 untersuchte ich das endokrine System. Diese Untersuchungen schienen zu zeigen, dass Mineralstoffen und Spurenelementen, die in den Blutbahnen wirken und über andere Körperflüssigkeiten im

Organismus zirkulieren, eine Schlüsselfunktion bei der Wechselwirkung der verschiedenen Drüsen zukommt.

Da verschiedene Drogen das ganze endokrine System durcheinanderbringen, entsteht natürlich ein Bedarf an Mineralstoffen im Organismus, sobald man mit der Verabreichung von Vitaminen, ausgiebigem Schwitzen und entsprechenden Aktionen beginnt. Ein Missverhältnis von Nahrungsstoffen kann auch einen künstlichen *Mineral*mangel hervorrufen. Daher werden gewisse Mineraldosen im Verlauf des restlichen Programms verabreicht.

Wer mit dem Gebiet der Ernährung und den einzelnen Teilen des Programms vertraut ist, wird sofort erkennen, dass die Wirksamkeit des Programms leidet, falls ein bestehender Mineralstoffmangel nicht behoben wird.

Eine Anmerkung über Diäten

Es sollte angemerkt werden, dass, wenn wir über *Ernährung* sprechen, wir nicht nur über Vitamine und Mineralien sprechen; wir sprechen auch über Nahrung. Alle sind für ordentliche Ernährung und die Wirksamkeit dieses Programms entscheidend.

Wir sprechen jedoch nicht von „Diät" in der gewöhnlichen, überstrapazierten Bedeutung dieses Ausdrucks. Während des Reinigungsprogramms sind *keine* „Diäten" erforderlich. Man isst einfach das, was man normalerweise auch essen würde, ergänzt durch nicht zerkochtes Gemüse in großen Mengen und die benötigten Vitamin- und Mineralstoffbeigaben. Gemüse enthält viele Mineralstoffe und Ballaststoffe sowie einige Vitamine, die für die Regeneration notwendig sind.

Es besteht hier keinerlei Absicht, jemanden auf irgendeine spezielle Diät zu setzen. Es gibt keine Einschränkungen hinsichtlich dessen, was man essen darf, während man auf dem Programm ist. Wir halten keine Moralpredigten gegen gifthaltige Nahrungsmittel, Ernährungsmissstände oder Junkfood oder derlei.

Wir versuchen nur, die *Ansammlung* von Verunreinigungen zu bewältigen, die sich im Körper gebildet haben. Wollte man seinen Körper gegen alle künftigen Verunreinigungen schützen, so ist das ein anderes Programm und nicht Teil des Reinigungsprogramms.

Verordnet man jemandem eine ungewohnte Kost, so führt man dadurch inmitten anderer Veränderungen, die er auf dem Programm erlebt, eine weitere plötzliche Veränderung ein. Ein solcher Wechsel der Kost könnte für ihn vielleicht gerade eine Veränderung zu viel sein und wäre ein Zusatz, der sich störend und behindernd auf die Wirksamkeit des Programms auswirken könnte.

Niacin, das „kluge“ Vitamin

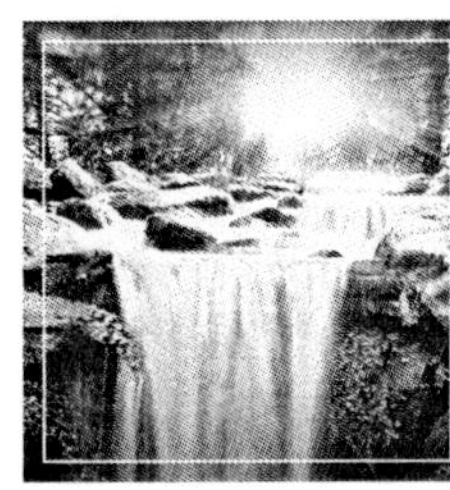

Teil zwei, Kapitel vier

NIACIN, DAS „KLUGE“ VITAMIN

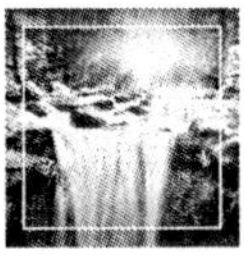

TEIL ZWEI, KAPITEL VIER

NIACIN GEHÖRT ZU den B-Komplex-Vitaminen und spielt in unserer Ernährung eine wesentliche Rolle. Für die Wirksamkeit des Reinigungsprogramms ist es von derart entscheidender Bedeutung, dass es an dieser Stelle ausführlich erwähnt wird. Die biochemischen Reaktionen von Niacin sind meine eigenen Entdeckungen, die ich während meiner Forschungsarbeiten über drei Jahrzehnte hinweg gemacht habe.

Niacin kann einige überraschende und am Ende sehr nutzbringende Resultate hervorbringen, wenn es während des Programms ordnungsgemäß eingenommen wird (zusammen mit den anderen notwendigen Vitaminen und Mineralstoffen in ausreichenden Mengen und im richtigen Verhältnis). Aber seine Wirkungen können recht krass sein; man sollte daher gut verstehen, was Niacin ist und bewirkt, bevor man mit dem Reinigungsprogramm beginnt.

Im Besonderen ist es so, dass Niacin anscheinend LSD aus dem Gewebe und den Zellen löst und freisetzt. Es kann LSD-Kristalle im Organismus rasch freisetzen und bei jemandem, der früher LSD genommen hat, einen neuen „Trip“ auslösen. (Eine Person, die das frühere Schwitzprogramm mehrere Monate lang absolviert hatte und überzeugt war, kein LSD mehr im Körper zu haben, nahm 100 mg Niacin und löste damit prompt einen voll ausgeprägten LSD-„Trip“ aus!)

Niacin hat bei Rückständen von Marihuana und anderen Drogen sowie verschiedenen toxischen Substanzen die gleiche Wirkung. Dies macht es zu einem wesentlichen Bestandteil des Reinigungsprogramms. Laufen und Schwitzen müssen mit der Einnahme von Niacin kombiniert werden, um zu gewährleisten, dass die toxischen Substanzen, die durch Niacin freigesetzt wurden, tatsächlich aus dem Körper ausgeschwemmt werden.

Niacin und Strahlung

Eine der verblüffendsten Manifestationen, die durch Niacin ausgelöst wurden, ist, dass es bei einer Person einen vergangenen „Sonnenbrand" einschalten (auslösen oder aktivieren) kann. Bemerkenswerterweise tritt eine Hautrötung auf, die genau den Konturen des Badeanzugs entspricht, den sie trug, als sie den Sonnenbrand ursprünglich bekam.

Diesem Phänomen begegnete ich zum ersten Mal bei Experimenten, die ich in den 1950er Jahren durchgeführt habe. Merkwürdigerweise gaben damals sowohl die britischen als auch die amerikanischen Pharmakopöen (Bücher, die Arzneimittel und deren Wirkungen beschreiben) bekannt, dass diese Substanz, Niacin, eine Rötung auslösen würde, und schlussfolgerten, dass es in hohen Dosen irgendwie toxisch wäre.

Jedoch fand ich heraus, dass Niacin, wenn man es weiterhin in Mengen einnimmt, die in der Pharmakopöe als „Überdosis" bezeichnet werden, schließlich keine derartige Rötung mehr auslöst. Besonders die sonnenbrandartigen Rötungen verschwanden schließlich bei einer Dosis von 200 mg Niacin, traten dann bei 500 mg wieder auf, jedoch weniger intensiv. Bei 1.000 mg könnten sich dann über einige Tage hinweg geringfügige Reaktionen zeigen; danach könnten 2.000 mg verabreicht werden, ohne dass weitere Wirkungen festgestellt würden. Der Person ginge es gut, der „Sonnenbrand" wäre verschwunden und das Niacin würde bei ihr keinerlei Rötung mehr auslösen.

Wenn Niacin tatsächlich toxisch wäre, wie ließ es sich dann erklären, dass man umso eher keine sonnenbrandartigen Rötungen mehr erlebte, je stärkere „Überdosen" an Niacin man zu sich nahm?

Die Autoren von Pharmakopöen oder Biochemiker mögen weiterhin glauben, dass Niacin bei einer Überdosis eine Hautrötung auslöst und stets auslösen wird. Das Interessante daran ist aber die Tatsache, dass schließlich ein Punkt erreicht wird, an dem Niacin *keine* Rötung mehr bewirken wird. Dabei handelt es sich keineswegs etwa um eine Konditionierung des Körpers.

Oft verursacht Niacin eine starke Rötung in Verbindung mit juckender, gereizter Haut, die eine Stunde oder länger andauern kann. Frösteln oder Müdigkeit zählen ebenfalls zu den möglichen Reaktionen. Es scheint so, als ob Niacin etwas *auslaufen* (freisetzen und beseitigen) würde. Wenn sich die Konturen eines Badeanzugs zeigen, läuft Niacin einen Sonnenbrand aus, was tatsächlich eine Verbrennung durch Strahlung darstellt. Außerdem kann Niacin Übelkeit, Hautreizungen, Nesselsucht und Kolitis einschalten, allesamt Symptome einer Strahlenerkrankung.

Niacin scheint demnach eine katalytische Wirkung beim Auslaufen der Auswirkungen von Strahlenbelastung zu haben. Das Reinigungsprogramm ist daher nicht nur auf Drogen anwendbar: Die Menge von Niacin, das in Kombination mit der Wärme in einer Sauna eingenommen wird, scheint auch eine gewisse Menge Strahlung auszulaufen, die sich bei einer Person angesammelt hat.

Das Durchlaufen früherer Mangelerscheinungen

Theoretisch bewirkt Niacin für sich genommen offenbar gar nichts. Es steht einfach in einer Wechselwirkung mit einem Mangel an Niacin, der in der zellularen Struktur bereits vorhanden ist. Es löst zum Beispiel keine Allergien aus, sondern läuft diese offenbar aus. Offenbar besteht die ganze Wirkung von Niacin darin, frühere Mangelzustände auszulaufen und durchzulaufen.

Niacin kann ziemlich erstaunliche Manifestationen hervorrufen. Einige dieser Somatiken (körperliche Schmerzen oder Empfindungen) und Manifestationen wurden bereits erwähnt: LSD-„Trips", Sonnenbrände und die Symptome einer Strahlenbelastung. Niacin kann bei einer Person außerdem folgende Symptome einschalten: Grippesymptome, Magen-Darm-Katarrh, Knochenschmerzen, Magenverstimmung oder sogar einen Angst- oder Schreckzustand. In der Tat scheint die Vielfalt der Phänomene, die durch die Einnahme von Niacin auftreten können, keine Grenzen zu kennen. Wenn ein solches Phänomen vorhanden ist, das mit Niacin ausgelaufen werden kann, so wird es mit Niacin offenbar auch tatsächlich ausgelaufen.

Die beiden entscheidenden, durch Beobachtung erwiesenen Tatsachen sind:

1. Wurde die Einnahme von Niacin fortgesetzt, bis sich diese Manifestationen entluden, so verschwanden sie anschließend – und sie verschwinden *tatsächlich.*

   Eine Reaktion, die durch Niacin eingeschaltet wurde, wird erwiesenermaßen abklingen, wenn die Verabreichung von Niacin fortgesetzt wird.

2. Wurde parallel zur Erhöhung der Niacindosis auch die Dosis aller übrigen genommenen Vitamine im entsprechenden Verhältnis erhöht, so rief das Niacin selbst – auch in großen Mengen – keine Vitaminmangelerscheinung hervor.

Während des Reinigungsprogramms bestimmt daher die zunehmende Erhöhung der Niacindosis die entsprechende Erhöhung bei den übrigen Vitaminen und Mineralien. Und tatsächlich ist es das Niacin, das den Abschluss des Reinigungsprogramms bestimmt, denn wenn eine Person die Auswirkungen vergangener Drogen und Toxine nicht mehr spürt, dann hat sie das Produkt des Programms selbst erreicht.

Die biochemischen Reaktionen von Niacin stellten eine ausschlaggebende Entdeckung dar, die einen unermesslichen Beitrag zu den erfolgreichen Ergebnissen des Reinigungsprogramms lieferten.

Öl: Das Austauschen von schlechtem Fett gegen gutes Fett

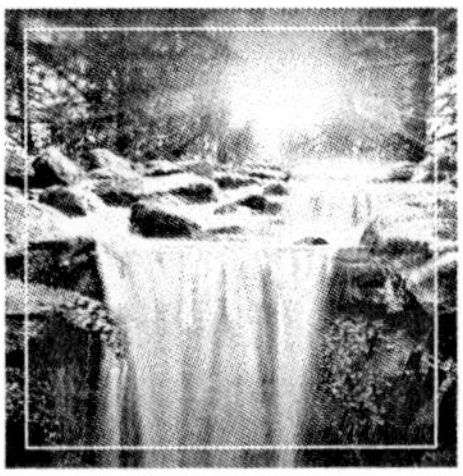

Teil zwei, Kapitel fünf

Öl: Das Austauschen von schlechtem Fett gegen gutes Fett

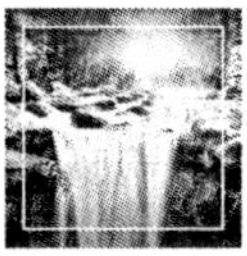

TEIL ZWEI, KAPITEL FÜNF

Wie vorher erwähnt, scheinen toxische Substanzen hauptsächlich, aber nicht ausschließlich, im Fettgewebe des Körpers festzuhängen. Das Ziel ist also, diese Substanzen aus dem Fettgewebe zu entfernen.

Beim Reinigungsprogramm ist folgende Theorie am Werk: Man könnte das mit Giftstoffen belastete Fettgewebe durch Fettgewebe ersetzen, das von solchen Rückständen frei ist. Die Bedingung dabei ist, dass man, wenn man etwas Ungewolltes loswerden will, dem Körper etwas als Ersatz geben müsste. Nimmt man also etwas Fett in Form von Öl zu sich, tauscht der Körper möglicherweise das schlechte Körperfett gegen das gute Öl aus. Das ist die grundlegende Theorie.

Ich bin in diesem Zusammenhang einem Arzt in Portugal zu Dank verpflichtet, der mir im Laufe meiner Recherchen erzählte, dass Ärzte bei Autopsien alle möglichen knorpeligen Ablagerungen von verbrauchten Fettrückständen an unvermuteten Stellen im Körper gefunden hatten. Mit anderen Worten kann ein Körper viel unbrauchbares Fett akkumulieren.

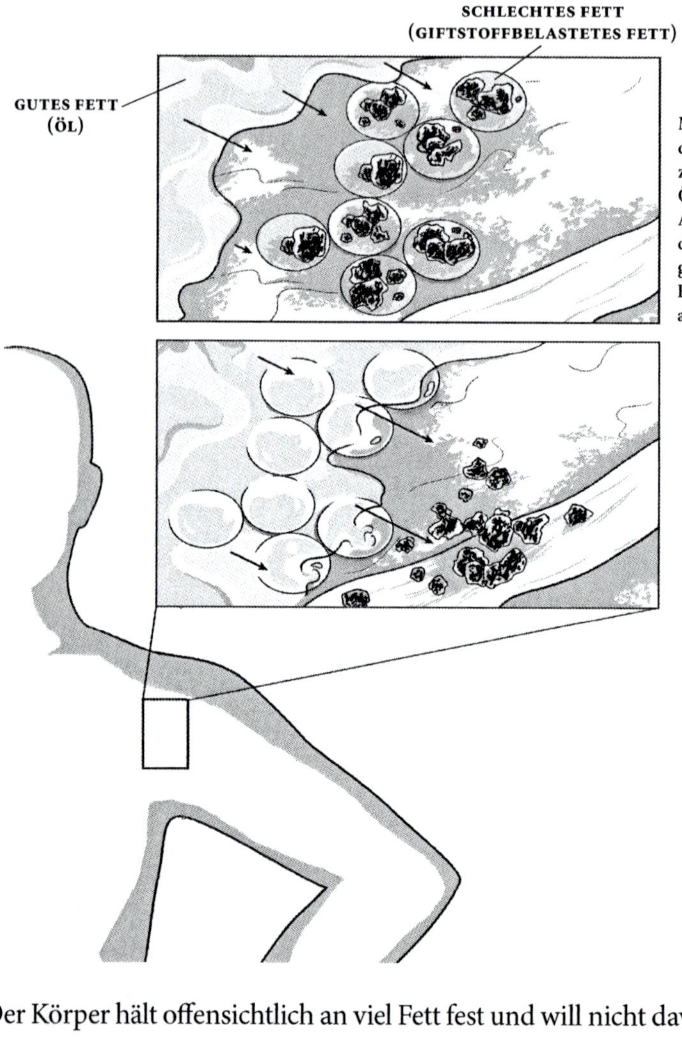

Man ist bestrebt, den Körper dazu zu bewegen, gutes Öl oder Fett im Austausch gegen das schlechte, giftstoffbelastete Fett aufzunehmen, an dem er festhält.

Der Körper hält offensichtlich an viel Fett fest und will nicht davon ablassen. Man ist bestrebt, den Körper dazu zu bewegen, gutes Öl oder Fett im Austausch gegen das schlechte, giftstoffbelastete Fett aufzunehmen, an dem er festhält.

Alle Leute, ob dick oder dünn, weisen etwas Fettgewebe im Körper auf. Einige haben natürlich mehr Fett im Körper eingelagert als andere. Mit diesem Programm wollen wir einfach dasjenige Fett loswerden, das die Giftstoffe enthält; wir versuchen Leute nicht einmal dazu zu bringen, Gewicht zu verlieren. (Erwähnenswert ist hier auch folgende Tatsache, die besonders im Hinblick auf dünne Leute interessant ist: Wenngleich toxische

Substanzen *vor allem* im Fettgewebe abgelagert werden, schließt dies nicht aus, dass auch andere Zellen Ablagerungen von Drogenrückständen aufweisen können.)

Um den erfolgreichen Austausch von gutem Fett gegen das gifthaltige Fett zu fördern, müssen die richtigen Öle als Teil des Reinigungsprogramms genommen werden. Diese wurden erforscht und umfassen spezifische Öle, die essenzielle Fettsäuren enthalten. *Fettsäuren* sind natürlich vorkommende organische Zusammensetzungen, die, Nahrungsforschern zufolge, wichtige Bausteine aller Fette und Öle sind, sowohl in unseren Lebensmitteln als auch in unseren Körpern. Diese Verbindungen sind lebenswichtig für den Aufbau und Erhalt aller gesunden Zellen. Die essenziellen Fettsäuren werden *essenziell* genannt, weil es Fettsäuren sind, die der Körper nicht selbst herstellen kann und sich somit aus der Nahrung beschaffen muss.

Zusammen mit dem Öl wird auf dem Reinigungsprogramm auch ein Nahrungsergänzungsmittel namens Lecithin eingenommen. Lecithin ist in gekörnter Form erhältlich und scheint Fett in winzige Partikel zu zerlegen, die den Organismus ohne Weiteres passieren können.

Will man also bei jemandem eine Reinigung des Fettgewebes im Körper bewirken, sollte man dem Körper besser etwas Fett als Ausgleich für das Fett verschaffen, das er nun während des Reinigungsprogramms freisetzt bzw. austauscht.

Die Wichtigkeit von Kalzium und Magnesium

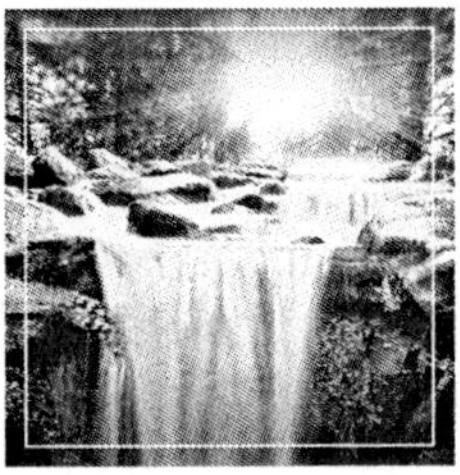

Teil zwei, Kapitel sechs

Die Wichtigkeit von Kalzium und Magnesium

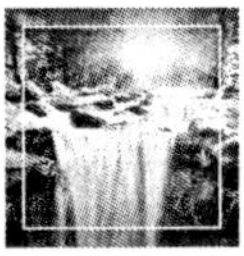

TEIL ZWEI, KAPITEL SECHS

Obwohl Kalzium und Magnesium gewöhnlich in der Art von Multimineralstoff-Tabletten enthalten sind, wie sie während des Reinigungsprogramms verwendet werden, bilden zusätzliche Kalzium- und Magnesium-Dosen einen festen Bestandteil des Programms, da sie einen besonders effektiven Beitrag zur Beseitigung der Auswirkungen von Drogen leisten.

Kalzium: ein grundlegender Baustein

Kalzium ist ein Muss, wo irgendein Heilungs- oder Austauschprozess stattfinden soll, da es ein grundlegender Baustein des Körpers ist.

Noch wichtiger ist jedoch, dass Kalzium das Nervensystem beeinflusst.

Die vollständige Beziehung zwischen Kalzium und toxischen Substanzen kenne ich nicht (und auch sonst niemand), aber sie existiert tatsächlich.

Das Grundprinzip dabei ist, dass ein Kalziummangel jemanden für Krämpfe anfällig machen kann. Bei Kalziummangel treten nervöse Krämpfe auf; Muskelkrämpfe werden durch Kalziummangel verursacht. Fühlt sich jemand z. B. extrem angespannt oder etwas dieser Art, so fehlt es ihm vielleicht einfach an Kalzium.

Kalzium und Magnesium als Zweiergespann

Magnesium ist ein Mineral, das sich als notwendig erwiesen hat, um die Nerven ruhig zu halten. Magnesium hilft ähnlich wie Kalzium dabei, Muskelkater zu vermeiden, und somit sind beide auf dem Reinigungsprogramm hilfreich.

Wenn die zwei Mineralien zusammenkommen, muss allerdings eine weitere Hürde genommen werden. Kalzium braucht eine Säuregrundlage, um zu wirken, während Magnesium alkalisch ist.

Wenn der Organismus zu alkalisch ist, so wird das Kalzium nicht das positiv geladene Ion freisetzen, das ihm ermöglicht, in der Zellstruktur zu wirken, die Venen- und Darmwände zu durchdringen usw. Mit anderen Worten ist Kalzium in einem alkalischen System wirkungslos und inaktiv.

Daher habe ich einen Weg gefunden, um Kalzium und Magnesium im Körper in gelöster Form zu haben, damit die Wirkungen beider Substanzen erreicht werden können. Der Durchbruch war, Essig beizugeben, der die Säuregrundlage bildet. Mit Kalzium, Magnesium und Essig in Wasser, in genauem Verhältnis zueinander, wird der volle Nutzen erreicht.

Das Ergebnis ist eine Lösung, die „Kal-Mag-Rezeptur“ genannt wurde. Außer, dass es Muskelkater verhindert, haben Tests gezeigt, dass Kal-Mag den zusätzlichen Vorteil hat, gewisse Vitamine auf dem Reinigungsprogramm auszubalancieren.

„Flashbacks“, Emotionale Reaktionen und andere Manifestationen

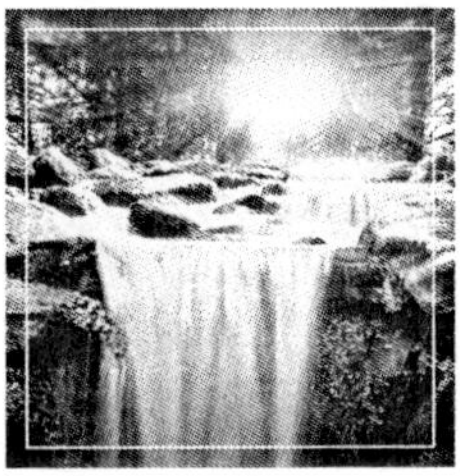

Teil Zwei, Kapitel Sieben

„Flashbacks", emotionale Reaktionen und andere Manifestationen

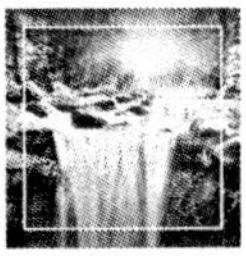

TEIL ZWEI, KAPITEL SIEBEN

Ein Verstehen des Reinigungsprogramms wäre nicht vollständig ohne eine weitere Diskussion der unterschiedlichen Manifestationen, die auf dem Programm auftreten. Sie variieren stark von Person zu Person. Alles kann auftreten, von einem Insektenbiss bis zu einer vollständigen Restimulation eines LSD-„Trips". Wenn das geschieht, laufen sie einfach ab und verschwinden, während man weiter das tägliche Programm befolgt.

In Programmberichten und medizinischen Fallgeschichten häufen sich Aussagen seitens der Programmteilnehmer, worin die Personen die Reaktionen, die sie durchlaufen, mit vergangenen Arbeits- oder Lebenserfahrungen gleichsetzen konnten. Dazu gehören beispielsweise Berichte darüber, Giftstoffen ausgesetzt zu sein, wie Vinyl-Farben, Insektiziden, Farbverdünner, einer Vielzahl industrieller Chemikalien, Konservierungsstoffen, Pflanzenschutzmitteln und dergleichen. Bei einigen Programmteilnehmern schalteten sich Empfindungen ein, die sie als frühere Behandlungen mit Röntgenbestrahlung, Zahnbehandlungen, Anästhesie mit Novocain oder anderen Narkosemitteln bei verschiedenen Operationen oder als irgendeine jener Empfindungen erkannten oder identifizierten, welche die verschiedensten körperlichen Leiden oder Verletzungen begleiten, gegen die ein Arzneimittel oder eine Droge eingesetzt worden war.

Dies umfasst natürlich auch in nicht geringem Ausmaß Erfahrungen mit Straßendrogen oder „Freizeitdrogen", wie man sie heute in einigen Kreisen nennt. Zu dieser Kategorie gehören Marihuana, Kokain, Heroin, Haschisch, LSD usw. Sind Drogenrückstände vorhanden, die ausgeschwemmt werden müssen, erfährt die Person nicht selten eine exakte Restimulation der Wirkungen, die sie ursprünglich bei der Einnahme der betreffenden Droge oder Medizin empfunden hatte.

Man kann also irgendwelche Manifestationen im Zusammenhang mit medizinischen oder pharmazeutischen Chemikalien, rezeptfreien medizinischen Präparaten, Industrie- oder Haushaltchemikalien oder harten Straßendrogen erwarten. Und offenbar kann sich dieses Phänomen auch auf jegliche Nährstoff-Mangelerscheinungen oder dadurch bedingte Krankheiten erstrecken, die durch die Einnahme oder Aufnahme irgendeiner derartigen chemischen Substanz verursacht wurden.

„Trips"

Wenn eine Person während des Programms „Trips" erfährt, sollte sie zusätzlich Vitamin-B-Komplex und Vitamin C in korrektem Verhältnis zu anderen Vitaminen nehmen. Diese helfen dem Körper, insbesondere der Leber, die Drogen im Organismus loszuwerden. Es sollte erwähnt werden, dass die Vitamine und Mineralien, die als Teil des Programms genommen werden, gewöhnlich ausreichen, sodass der Körper die Drogenreste, die losgelöst werden, ausscheiden kann.

Schmerzen und Somatiken

Alte Verletzungen oder Somatiken können auftreten, kurz aufflammen und dann verschwinden. Diese können scharf umrissen sein und von der Person leicht als verwandt mit irgendeiner früheren Erfahrung wiedererkannt werden. Oder sie können einfach vage Gefühle des Unbehagens sein, die nicht mit irgendeiner spezifischen Krankheit, Verletzung oder einem Unfall identifiziert werden. Die Palette reicht dabei von Kopfweh bis hin zu Muskelkrämpfen oder -schmerzen, Schwellungen, Hautausschlägen, Nesselausschlägen, Symptomen von Bronchialbeschwerden und allen möglichen Schmerzen oder Somatiken.

Empfindungen

Programmteilnehmer berichteten von folgenden Empfindungen, während sie Drogenrückstände in der Sauna ausschwitzten: einem leicht „benebelten" Gefühl im Kopf, Empfindungen zu schweben, Schwindel, Gefühl, „high" zu sein, einem „Katergefühl" oder Empfindungslosigkeit im Mund um das Zahnfleisch herum, manchmal auch in den Gliedern oder Extremitäten.

Sie haben ferner jegliche Gefühle beschrieben, die mit Straßendrogen einhergehen. Bei einigen Leuten wurden in der Sauna kurzzeitig Räusche (Trunkenheit) reaktiviert, die sich sodann auflösten und verschwanden.

Gerüche und Geschmack

Sehr oft wird die Person den Geruch oder Geschmack einer bestimmten Substanz wiedererleben. Programmteilnehmer beschrieben unter anderem folgende Wahrnehmungen: einen metallischen Geschmack, einen äther-ähnlichen Geruch, den Geschmack von Novocain, „einen bitteren Geschmack", einen Geschmack „wie Medizin", einen „chemischen Geschmack", einen Geruch von Marihuana, um nur ein paar zu nennen.

Diese können auch als ungewöhnlicher Körpergeruch während des Schwitzens in der Sauna in Erscheinung treten. Ein Programmteilnehmer hatte zum Beispiel einige Zeit als Rettungsschwimmer in einem Schwimmbad mit chlorhaltigem Wasser gearbeitet. Während einer gewissen Phase des Programms sonderte er in der Sauna Schweiß mit derart übermächtig starkem Chlorgeruch ab, dass andere vorübergehend die Sauna verlassen mussten!

Emotionen

Abgesperrte oder unterdrückte Emotionen können wieder in Erscheinung treten. Die Person durchläuft möglicherweise emotionale Reaktionen im Zusammenhang mit früheren biochemischen Erlebnissen, die sich während des Programms verflüchtigen. Die Person durchläuft vielleicht auch Perioden von Abgestumpftheit oder Dummheit, aber am Ende erlangt sie ein geschärftes Bewusstsein. Sie stellt eventuell auch fest, dass sie leichter handeln kann, und die Konsequenzen ihrer Handlungen erlangen für sie eine neue Bedeutung. Zusätzlich kann ihr Gedächtnis zurückkehren.

Unterschiede und Veränderungen der Intensität

Direkten Beobachtungen zufolge können offenbar in einigen Fällen (nicht bei allen) Rückstände mehrerer Drogen und anderer Chemikalien gleichzeitig restimuliert werden (manchmal umfasst dies jede Droge und jedes Medikament, das die Person eingenommen hat) und während der ersten sieben bis zehn Tage des Programms bei niedrigen Dosierungen von Niacin heftige Reaktionen auslösen. Andere wiederum werden diese Wirkungen eher abgestuft erleben, eine Droge nach der anderen.

Die Reaktionen laufen nicht immer in geordneter Weise ab und können in einigen Fällen heftiger ausfallen als in anderen. Doch während die Person die Drogenrückstände ausschwitzt und jegliche Begleitmanifestationen erlebt, schwächen sich die Auswirkungen allmählich ab, bis schließlich selbst bei höheren Niacindosierungen keine Auswirkungen mehr auftreten.

Eine bestimmte Manifestation kann an einem einzelnen Tag auftreten, intensiver werden oder auch nicht und dann vollumfänglich oder teilweise verschwinden. Am darauffolgenden Tag kann sie wieder auftreten, aber weniger intensiv. Erhöht man zu diesem Zeitpunkt die Vitamin- und Mineralstoffdosierung, wird die Manifestation wahrscheinlich wieder auftreten, aber sie wird schwächer sein. So werden diese Manifestationen nicht etwa von Tag zu Tag heftiger, sondern von Tag zu Tag schwächer, wenn das Reinigungsprogramm korrekt weitergeführt wird.

Wenn die Vitamine, Mineralstoffe und anderen Programmaktionen die betreffende Manifestation überhaupt nicht mehr auslösen, so ist sie weg. Es gibt Nachweise dafür, dass keine noch so hohe Vitamin- und Mineralstoffdosierung oberhalb einer bestimmten Endstufe für die betreffende Person diese Manifestation wieder auslösen wird.

Korrekter Gradient ist der Schlüssel

Einer der Schlüssel für ein erfolgreiches Reinigungsprogramm ist es, die Vitamine und Mineralstoffdosierung auf dem richtigen Gradienten zu nehmen. Dosierungen, die zu schnell zu hoch sind, können eine Manifestation furchtbar stark einschalten.

Mit einem vernünftigen, gut eingehaltenen Zeitplan, bei korrekter Dosierung der Nährstoffe und bei Einhaltung aller übrigen Teile des Programms schwächten sich diese Manifestationen ab und verschwanden, ohne weitere Probleme und übermäßige Beschwerden zu verursachen. Mit anderen Worten, eine Person wird zwar die Wirkungen eines etwaigen Nährstoffmangels sowie die restimulierenden Auswirkungen giftiger Substanzen erleben, während sie aktiviert werden und sich entladen, doch bei standardgemäßer Durchführung des Programms wird die Person diese Phasen durchaus zufriedenstellend überwinden können.

Die Wichtigkeit eines ordnungsgemässen Stundenplans

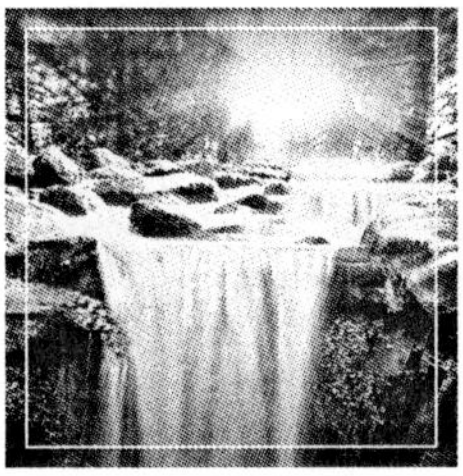

Teil zwei, Kapitel acht

DIE WICHTIGKEIT EINES ORDNUNGSGEMÄSSEN STUNDENPLANS

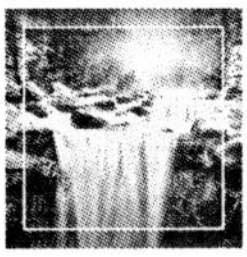

TEIL ZWEI, KAPITEL ACHT

ES IST WICHTIG, dass ein Teilnehmer des Reinigungsprogramms einen ordnungsgemäßen Stundenplan beibehält. Das bedeutet, dass man sich, sobald man mit dem Programm angefangen hat, auf vernünftige Weise konsequent daran halten muss und keine Tage auslassen oder das Programm auf planlose Art machen darf. Wenn ein Teilnehmer dies nicht tut, kann ihn das daran hindern, bis zum erfolgreichen Abschluss des Programms reibungslos voranzukommen.

Optimales Tagespensum für das Programm

Der eigene Terminplan muss die komplette für das Reinigungsprogramm vorgeschriebene Zeit berücksichtigen. Gemäß den vielen befragten Fällen und gemäß denjenigen, die das Programm betreut haben, beträgt die optimale tägliche Zeit auf dem Programm fünf Stunden, von denen der Großteil in der Sauna verbracht wird.

Nicht jeder hat gleich von Anfang an ein volles fünfstündiges Tagespensum absolviert. Von den vielen befragten Personen brauchten einige ein paar Tage, um sich auf fünf Stunden täglich hochzuarbeiten; sobald sie diesen Stundenplan jedoch erreichten, erwies er sich als die für sie optimale tägliche Zeitdauer.

Es wurde festgestellt, dass einige eifrige Teilnehmer es anfangs übertrieben. Dies wurde behoben, indem man sie sich schrittweise hinaufarbeiten ließ, bis sie zwanzig bis dreißig Minuten ohne Anstrengung laufen konnten, während die Zeit in der Sauna schrittweise auf die volle festgesetzte Zeitdauer erhöht wurde.

Durchführung des Programms bei weniger als fünf Stunden täglich

In den Fällen, wo Personen aufgrund eines unflexiblen Terminplans zeitlich eingeschränkt sind, kann ein kürzerer Stundenplan vereinbart werden, da es nicht angebracht wäre, ihnen das Programm zu verweigern. Es ist jedoch erforderlich, sicherzustellen, dass jeder Teilnehmer Fortschritte auf einem kürzeren täglichen Stundenplan machen kann und auch macht. Tut er das nicht, muss er einen längeren Zeitplan bekommen.

Die kürzeren Stundenpläne reichten von vier Stunden täglich bis hinunter zu einem absoluten Minimum von zweieinhalb Stunden täglich, wobei in der Sauna stets ein größerer Prozentsatz der Zeit verbracht wurde als beim Laufen – etwa zwanzig bis dreißig Minuten Laufen und die übrige Zeit in der Sauna.

So mancher, der mit zweieinhalb Stunden täglich beginnt, wünscht später, auf die fünf Stundenperiode täglich zu kommen. In manchen Fällen haben Teilnehmer auf einem kürzeren Stundenplan schwere Drogenrestimulationen erlebt, die mit diesem kürzeren Stundenplan nicht vollständig durchlaufen wurden; als sie aber auf einen Stundenplan von fünf Stunden wechselten, ging es ihnen bemerkenswert besser.

Zeitfaktoren für jemanden mit umfangreicher Drogenvergangenheit

Sämtliche bisherigen Informationen aus Forschung und Umfragen zeigen, dass das Ausmaß der Drogenvergangenheit definitiv ein Faktor dafür ist, wie viel Zeit jemand täglich auf dem Programm verbringen sollte.

Die Umfragen belegten zweifelsfrei, dass diejenigen mit schwerer oder auch nur mittelschwerer Drogenvergangenheit bei einem Zeitplan von täglich fünf Stunden den größten Nutzen aus dem Programm zogen. Das kann sich sowohl auf Personen mit schwerem Konsum von Medikamenten beziehen als auch auf diejenigen mit schwerem Konsum von Straßendrogen.

Personen mit schwerer Drogenvergangenheit haben berichtet, dass sie, sobald während der Saunazeit eine Reaktion auftrat, sorgfältig darauf achteten, dass sie die Saunazeit einhielten (mit den nötigen Unterbrechungen, um Wasser, Salz oder Kalium zu sich zu nehmen oder um sich abzukühlen), bis die Manifestation verschwunden war, wonach sie sich, als sie herauskamen, gut und erfrischt fühlten. Die gleichen Personen berichteten, dass sie bei Abkürzung der Saunazeit, weil eine unangenehme Reaktion ausgelöst wurde, sich schlecht oder schlapp fühlten, als sie herauskamen, und es länger dauerte, bis die Manifestation ihren Verlauf nahm.

Manche Personen mit sehr leichter Drogenvergangenheit berichteten sogar, dass sie sich nach einer genügend langen Zeit in der Sauna, um jegliche Restimulationen oder Beschwerden, die Unbehagen ausgelöst hatten, zu durchlaufen, ruhiger und optimistischer fühlten.

Alles spricht dafür, Personen auf einen Stundenplan zu setzen, der es ihnen ermöglicht, diese Faktoren zu bewältigen, damit sie den vollen Nutzen aus dem Programm ziehen können.

Unregelmäßigkeiten beim Programm

Es zeigte sich, dass wahrscheinlich der eindeutig größte Faktor, der jemanden davon abhält, reibungslos zum erfolgreichen Abschluss des Programms voranzukommen, aus *Unregelmäßigkeiten* im Stundenplan, in der Ernährung und einem beliebigen anderen Bestandteil der Verfahrensweise bestand.

Wenn irgendein Bestandteil unregelmäßig durchgeführt wurde, warf er die anderen aus der Bahn.

Gemäß Befragungen führte es, wenn man ansonsten gut zurechtkam, in gewissem Maße zu Beschwerden, wenn man dann und wann einen Tag ausließ, den täglichen Verfahrensablauf kurz hielt oder reduzierte.

Die Abhilfe dafür bestand darin, die Person wieder auf einen ordnungsgemäßen und vorhersehbaren täglichen Verfahrensablauf zurückzubringen und diesen bis zum Abschluss des Programms beizubehalten.

Während des Zeitraums auf dem Reinigungsprogramm sollte man unterstützend die normalen und allgemein anerkannten Regeln für gesunde Lebensführung befolgen und in bestmöglicher Verfassung sein, um den nachhaltigen geistigen Nutzen, der aus dem Programm gezogen werden kann, zu erhalten. Dies ist natürlich das einzige und das eigentliche Ziel des Reinigungsprogramms.

Schlaf

Die bei weitem häufigste Abweichung vom üblichen Stundenplan derer, die von Schwierigkeiten auf dem Programm berichteten, war eine unzureichende Menge an Schlaf.

Das Erfordernis angemessenen Schlafes kann nicht überbetont werden.

Wie die Berichte der Teilnehmer bestätigen, kann das Reinigungsprogramm anstrengend sein. Man braucht offensichtlich genug Schlaf und Ruhe, um mit den im Körper stattfindenden Veränderungen zurechtzukommen und die Wiederherstellung von Gewebe bzw. die Reparatur von Zellen zu unterstützen.

Acht Stunden Schlaf werden für gewöhnlich als tägliches Erfordernis betrachtet. Einige brauchen vielleicht mehr, doch weniger zu schlafen als die normale Zeit, die man üblicherweise schläft, ist nicht ratsam. Man kommt am besten zurecht, wenn man ausreichend ausgeruht ist.

Es liegt auf der Hand, dass man nicht erwarten kann, die auf dem Reinigungsprogramm möglichen Erfolge zu erzielen, wenn dieser Punkt nicht befolgt wird.

Dauer des Programms

Berücksichtigt man alle obigen Punkte, sollte man bei fünf Stunden am Tag in drei bis vier Wochen durch das gesamte Programm kommen können, wenngleich manche mehr Zeit brauchen und manche weniger. Aber ungeachtet der Länge stellt das Reinigungsprogramm den Teilnehmern den Prozess zur Verfügung, durch den sie einen wesentlichen Schritt in Richtung auf ein gift- und drogenfreies Leben machen können.

ABSCHLUSS DES REINIGUNGSPROGRAMMS

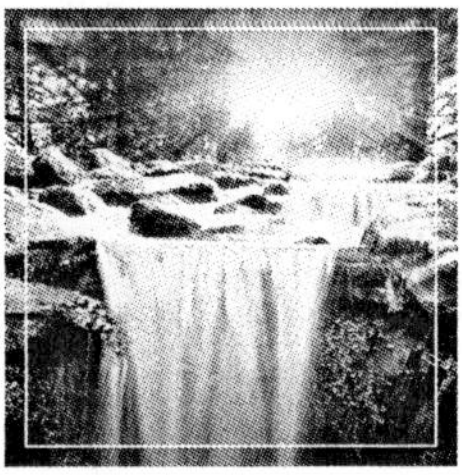

TEIL ZWEI, KAPITEL NEUN

Abschluss des Reinigungsprogramms

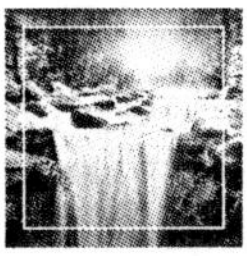

TEIL ZWEI, KAPITEL NEUN

Der zweck des Reinigungsprogramms besteht einfach darin, das körperliche System von all den angesammelten Verunreinigungen zu reinigen und zu befreien, wie beispielsweise Drogen und anderen toxischen Substanzen – zu denen Konservierungsmittel, Insektizide, Pestizide usw. gehören. Das umfasst bei jemandem, der LSD genommen hat, dass alle verbliebenen Kristalle aus dem Körper entfernt werden.

Jemand hat das Programm abgeschlossen, wenn er von dem restimulierenden Vorhandensein der Rückstände früherer Chemikalien, Drogen und Toxine befreit ist. Er wird keine Auswirkungen dieser Verunreinigungen, die restimuliert werden, mehr spüren, und für gewöhnlich wird er von einem deutlichen Wiederaufleben der Lebenskraft und einem allgemeinen Gefühl des Wohlbefindens berichten. Diese deutlichen Hinweise, die vorhanden sind, wenn die Aktion vollständig und korrekt abgeschlossen wurde, sind als ENDPHÄNOMENE bekannt.

Falls jemand immer noch die Auswirkungen von früheren Drogen oder Chemikalien verspürt, die restimuliert werden, kann das Programm natürlich nicht als abgeschlossen betrachtet werden und muss fortgesetzt werden, bis alle derartigen Erscheinungen vollständig ausgeschaltet sind.

Das Ergebnis des Reinigungsprogramms ist ein gereinigter Körper, der frei von angesammelten Verunreinigungen, Drogen und anderen Toxinen ist, die jemandes geistigen und spirituellen Fortschritt verhindern könnten.

Ein neues Leben durch Reinigung

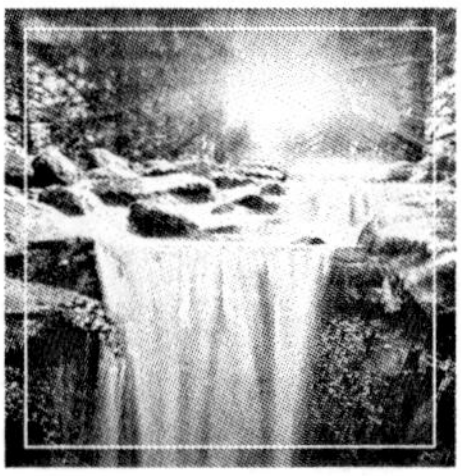

Teil zwei, Kapitel zehn

Ein neues Leben durch Reinigung

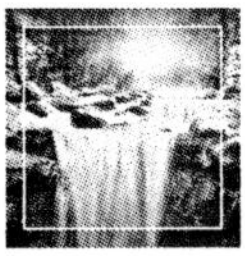

TEIL ZWEI, KAPITEL ZEHN

Mit dem Reinigungsprogramm haben wir jetzt die Möglichkeit, eine schnelle Erholung von den Auswirkungen angesammelter chemischer Umweltgifte sowie medizinischer Drogen und von Straßendrogen zu erzielen.

Indem wir eine genaue Verfahrensweise für Vitamine, Mineralien und Öle mit einbeziehen, können wir auf die Wiederherstellung des biochemischen Gleichgewichts des Körpers hinarbeiten, und so ermöglichen wir es dem Körper, sich nach dem Schaden, der ihm durch Drogen und andere biochemische Substanzen zugefügt worden ist, zu regenerieren.

Durch diese Vorgehensweise können wir Menschen auf eine Stufe hinaufbringen, auf der sie dann auf dem Weg zu geistigem und spirituellem Gewinn sind.

Schon allein aufgrund dieses Schrittes werden sie einige glänzende Ergebnisse erleben.

Das Reinigungsprogramm gibt einer Person die Chance, eine Woge der Vitalität und ein erneutes Gefühl des Wohlbefindens zu erleben.

Es wird als Einladung zum Leben angeboten!

~

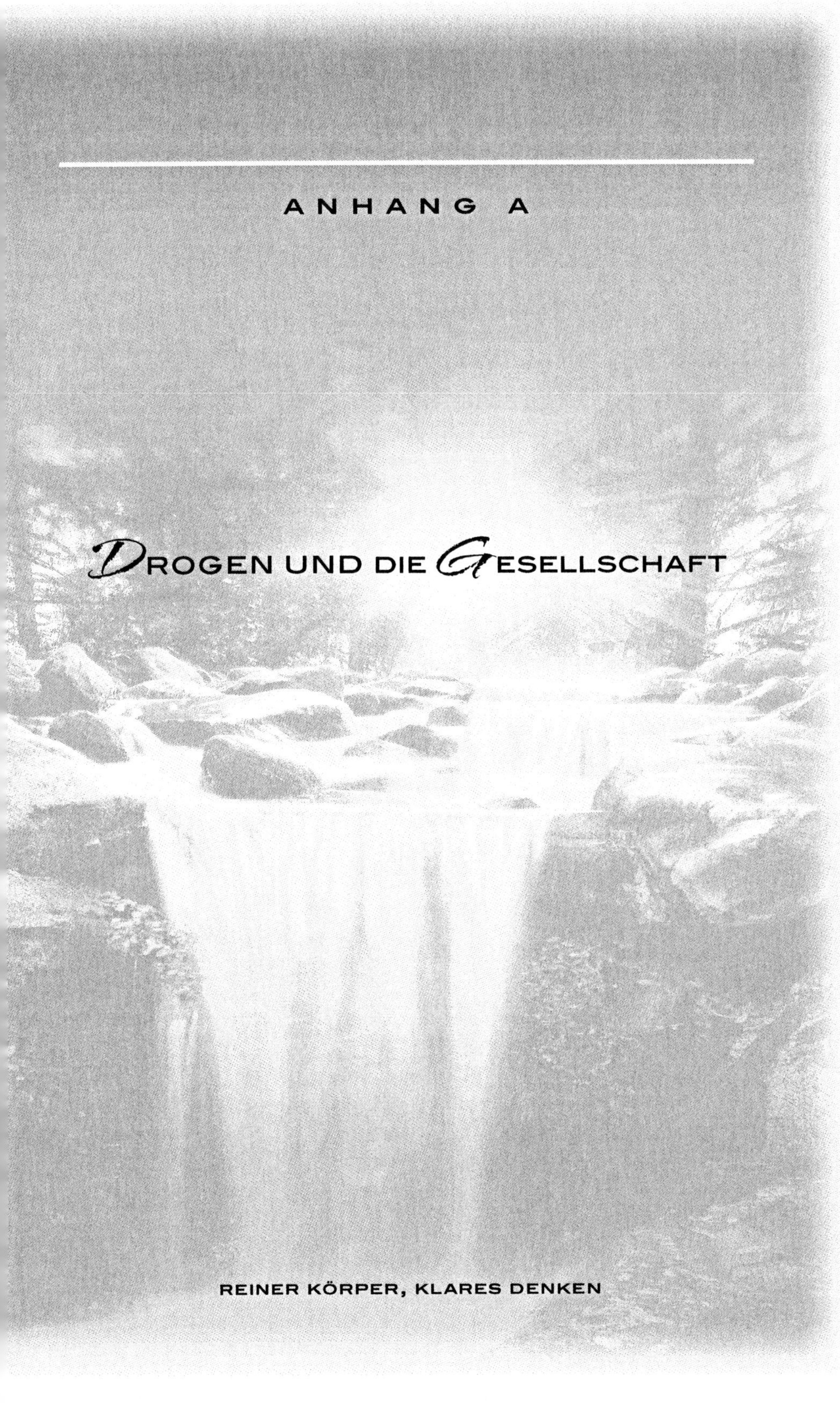

ANHANG A

DROGEN UND DIE GESELLSCHAFT

Mehr über Drogen und ihre Wirkungen

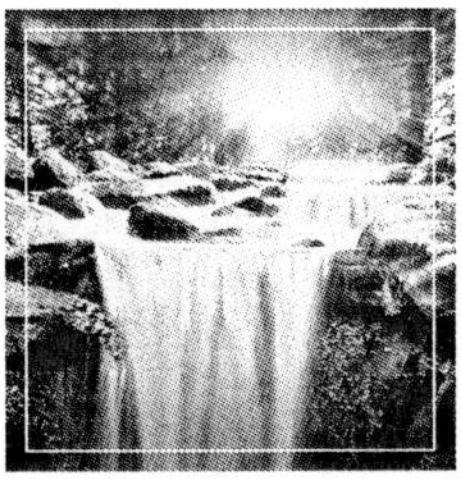

Anhang A

MEHR ÜBER DROGEN UND IHRE WIRKUNGEN

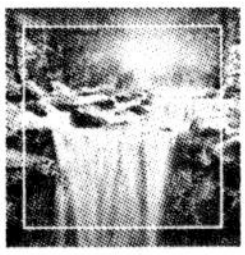

DROGEN UND DIE GESELLSCHAFT

WENN MAN DIE qualvollen Wirkungen von Drogen vollständig in Angriff nehmen will – und das menschliche Leben hängt zu sehr davon ab, *nicht* einen Versuch zu machen, es zu tun –, ist es notwendig, ein größeres Verstehen zu erlangen, was Drogen dem Körper und dem Verstand wirklich antun.

„Wenn man empfindungslos ist, kann einem nichts wehtun"

Beobachtungen zufolge unterliegen Drogenkonsumenten offenbar dem Trugschluss, dass „einem nichts wehtun kann, wenn man empfindungslos ist". Drogen sind demnach wahrscheinlich eine Abwehr gegenüber den Schwierigkeiten des täglichen Lebens. Sie blocken tatsächlich Schmerzen und andere unerwünschte Empfindungen ab. Allerdings gibt es auch eine ganze Reihe *erwünschter* Empfindungen, und Drogen blocken *alle* Empfindungen ab.

In sexueller Hinsicht ist jemand, der unter Drogen steht, im Allgemeinen zunächst sehr stimuliert. Das ist der Impuls des „Sich-Fortpflanzens vor dem Tode". Mit anderen Worten, da Drogen Gifte sind, nimmt der Körper instinktiv eine Drohung gegenüber seinem Überleben wahr und versucht somit, sich fortzupflanzen. Aber nach den ersten sexuellen „Höhenflügen" wird es immer schwieriger, die Stimulation der sexuellen Empfindung zu erreichen. Die Bemühung, sie zu erzielen, wird zwanghaft, während der eigentliche Akt selbst immer weniger befriedigt. Trotz gegenteiliger Propaganda blocken Drogen selbst die sexuelle Empfindung ab. Dies trifft sogar dann zu, wenn Drogen sie scheinbar ein- oder zweimal gesteigert haben. Danach ist sie tot, tot, tot.

Emotion, Wahrnehmung und Somatikabsperrung

Wer lange und gewohnheitsmäßig Drogen, Medizin oder Alkohol konsumiert hat, leidet manchmal unter Emotions-, Wahrnehmungs- oder Somatikabsperrungen (Absperrungen physischer Schmerzen oder Empfindungen). Solche Menschen scheinen unter Narkose (gefühllos) zu sein und haben manchmal „nichts, was ihnen Schwierigkeiten bereitet". Tatsächlich weisen sie ein unterdrücktes seelisches und körperliches Leiden auf und können nicht aufhören, Drogen, Alkohol oder Medizin zu nehmen.

Diese Menschen nahmen Drogen, Alkohol oder Medizin als Abhilfe für unerwünschte Schmerzen, Empfindungen oder Gefühle.

Die einzige Aussage, die für Drogen gemacht werden kann, ist, dass sie ein kurzes, schnelles Vergessen von unmittelbarem Schmerz geben und es ermöglichen, die Person zu behandeln, um sie wiederherzustellen. Aber sogar das trifft nur auf Personen zu, die keinen anderen Weg haben, um mit ihren Schmerzen umzugehen.

Gewandtheit, Fähigkeit und Aufgewecktheit sind die zentralen Faktoren, die verhindern, dass man überhaupt in schmerzhafte Situationen gerät. Mit Drogen verschwinden diese Eigenschaften allesamt. Drogen sind also Wegbereiter dafür, in wahrlich verheerende Situationen zu geraten und weiter in diesem Fahrwasser zu bleiben.

Man hat die Wahl, mit Drogen tot zu sein oder ohne Drogen lebendig. Drogen rauben dem Leben die Empfindungen und Freuden, die ohnehin der einzige Grund für das Leben sind.

DROGEN UND DIE GEGENWART

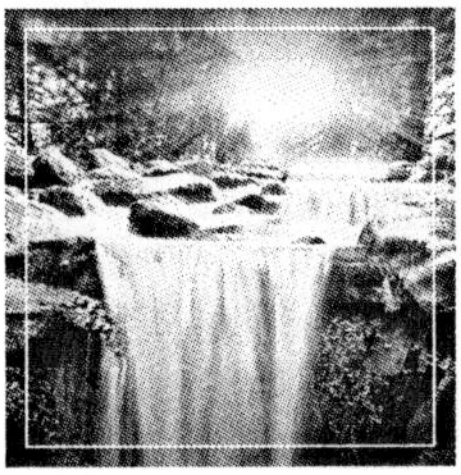

ANHANG A

ANHANG A

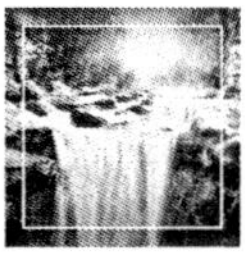

Drogen und die Gegenwart

Drogen und die Gesellschaft

Während Drogennutzer Drogen zu dem Grad als wertvoll betrachten, wie sie eine „wünschenswerte Wirkung" hervorrufen, sind Leute, die auf Drogen sind, gefährlich für andere in ihrer Umgebung, weil Drogen unvorhersehbare Wirkungen haben. Menschen unter dem Einfluss von Drogen haben leere Zeitabschnitte, Unrealitäten und Wahnvorstellungen, die sie aus der „Gegenwart" entfernen.

Die Gegenwart ist ein sehr wichtiger Faktor für geistige und spirituelle Gesundheit und Fähigkeit. Menschliche Wesen können buchstäblich in Tausenden von verschiedenen Augenblicken der Vergangenheit feststecken. Sein Verhalten und seine Einstellungen werden durch solche vergangenen Geschehnisse und Erfahrungen beeinflusst.

Drogen können eine Person aus einer unerträglichen Gegenwart oder aus dem Bewusstsein als solches völlig heraustreiben. Manche Leute kehren danach nicht vollständig in die Gegenwart zurück. Die Person also, die sich direkt vor Ihren Augen befindet, ganz offensichtlich im selben Raum mit Ihnen ist und dieselben Dinge tut, ist in Wirklichkeit nur teilweise hier und befindet sich teilweise in einem früheren Geschehnis. Sie *scheint* da zu sein, aber tatsächlich hält sie nicht wirklich mit der Gegenwart Schritt.

Was für einen rationalen Beobachter abläuft, entspricht *nicht* dem, was für diese Person abläuft. Sie versteht Aussagen anderer nicht vollständig, sondern versucht, sie in ihre eigene zusammengewürfelte Realität einzupassen. Um sie darin einzupassen, muss die Person sie abändern.

Die Person mag sich *sicher* sein, dass sie Ihnen beim *Reparieren* des Bodens hilft, während Sie tatsächlich den Boden *putzen*. Tatsächlich behindern ihre Aktionen (welche ihr logisch und korrekt erscheinen) die laufende Aktion. Wenn sie Ihnen also „hilft", den Boden aufzuwischen, bringt sie Chaos in Ihre Tätigkeit. Weil sie den Boden *repariert,* interpretiert sie die Aufforderung: „Reiche mir den Mopp" fälschlicherweise als „Reiche mir den Hammer". Aber der Mopp-Stiel ist länger als ein Hammer, also stößt sie den Wassereimer um, Seifenwasser spritzt überall herum.

Das ist ein kleines, unbedeutendes Beispiel – eines, das keine Schlagzeilen macht. Aber wie steht es mit den Unfällen, den Verbrechen, der Verzweiflung, die zu allen möglichen Tragödien führen, die tatsächlich Schlagzeilen machen?

Da ein Wesen zu unendlich vielen Kombinationen in der Lage ist, gibt es auch eine unendliche Vielzahl an möglichen Reaktionen auf Drogen.

Konstant bleibt jedoch, dass die Person, die Drogen genommen hat, *nicht in der gleichen Abfolge von Geschehnissen läuft* wie andere.

Die Unterschiede können gering sein, wobei die Person gelegentlich Fehler macht. Oder die Unterschiede können derart gravierend sein, dass die Person völlig geisteskrank ist; die für sie ersichtlichen Geschehnisse sehen in diesem Fall *völlig* anders aus als jene, die für alle anderen ersichtlich sind. Und dazwischen gibt es alle möglichen Grauschattierungen.

Es ist nicht so, dass diese Personen nicht wissen, was vor sich geht. Es ist so, dass sie *etwas anderes* wahrnehmen als die tatsächliche Abfolge von Geschehnissen in der Gegenwart.

Diese Information kann einem helfen zu verstehen, was hinter den Fehlern und dem wechselhaften Verhalten seiner Kollegen, Freunde und Familienmitglieder steckt. Das Reinigungsprogramm bietet solchen Menschen den Weg aus den Schatten der Vergangenheit in die Gegenwart.

Drogen und Lernen

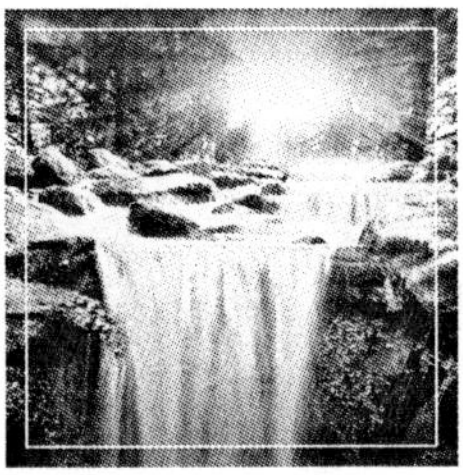

Anhang A

ANHANG A

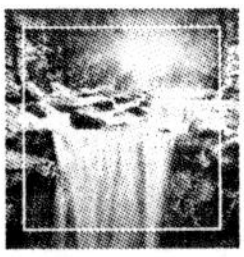

Drogen und Lernen

Drogen und die Gesellschaft

Angesichts der grossen Anzahl der durch Drogen hervorgerufenen Auswirkungen könnte man leicht folgern, dass Drogen das Lernen behindern. Doch ist diese Aussage mehr als eine bloße Folgerung – sie ist vielmehr eine empirische Tatsache. Die Lerngeschwindigkeit – also die Zeitdauer, die jemand benötigt, um etwas zu erlernen – ist bei Drogenkonsumenten im Vergleich zu anderen Personen erwiesenermaßen langsamer. Konkrete Tests zeigen, dass jemand, der auf Drogen gewesen ist, viel langsamer lernt als jemand, der keine Drogen konsumiert hat.

Drogen halten jemanden demnach davon ab, sich Ausbildung anzueignen. Man wäge dies gegenüber der Tatsache ab, dass Drogenkonsum unter Schülern in vielen Schulen und Colleges nicht nur toleriert, sondern manche Drogen (Medikamente) sogar *im Bildungssystem eingesetzt werden.* Ein Beispiel hierfür ist der Einsatz von verschreibungspflichtigen psychiatrischen Medikamenten als Mittel zur Behandlung dessen, was als „Aufmerksamkeitsdefizit" bezeichnet wird.

Drogenkonsum kann in der Tat an der Wurzel des auf breiter Ebene bekannt gemachten Problems bezüglich der gegenwärtigen Ausbildung liegen. In verschiedenen Presseartikeln und anderen Medienveröffentlichungen wurden Fälle von Lehrern angeführt, die bei ihrer Lehrtätigkeit gescheitert sind oder dazu unfähig sind. Das Problem liegt möglicherweise keinesfalls bei den Lehrern, sondern vielmehr bei den Drogen, die sie genommen haben. Nachdem sich nun der Drogenkonsum über die Jahrzehnte hinweg ausgebreitet und beschleunigt hat, ist eine Generation von Studenten, die durch Drogen beeinträchtigt wurden, selbst zu Lehrern geworden und versuchen die nächste Generation zu unterrichten, die *ebenfalls* von Drogen beeinflusst und beeinträchtigt wird.

Wie immer die gegenwärtigen Statistiken in dieser Hinsicht aussehen mögen, es ist gewiss, dass Drogen in der Schule weit verbreitet sind. Und es ist auch gewiss, dass Drogen das Lernen erschweren und somit die Ausbildung erschweren.

Lerngeschwindigkeit und Kriminalität

Die von Drogen angeregte Erinnerung nimmt dem Drogenkonsumenten und ehemaligen Drogenkonsumenten oft die Angst vor Konsequenzen für jede seiner Handlungen. Man könnte meinen, die Antwort läge in Disziplin. Disziplin bedeutet aber erzwungenes Lernen. Wenn es misslingt, ganz einfach den Wert von Ethik zu lehren, weil die Lernfähigkeit behindert ist, so scheitern Versuche, mittels Disziplin und Rechtsprechungs- und Vollzugsmaßnahmen zu lehren – erzwungenes Lernen –, erst recht. Versucht man jemanden, der nicht lernen kann, gewaltsam mittels disziplinarischer Maßnahmen zum Lernen zu zwingen, so wird er ganz einfach kriminell.

Was nützt einer Regierung der Versuch, in einer Gesellschaft, die nicht lernen kann, polizeiliche und andere Rechtsvollzugsmaßnahmen durchzusetzen? In einer Gesellschaft, die nicht lernen kann, sind Drohungen der Regierung ohne Nutzen. Die Gesellschaft würde nichts aus solchen Drohungen lernen, daher würde es keine Rolle spielen, welche Maßnahmen die Regierung ergreift. Eine Gesellschaft, die nicht lernen kann, bei der man dann den Versuch unternimmt, sie zum Lernen zu zwingen, wird letztendlich kriminell.

Eine Zivilisation, die nicht ausgebildet werden kann, die nicht lernen kann, kann nicht fortbestehen. Das bedeutet, dass es mit *dieser* Zivilisation zu Ende gehen wird, es sei denn, etwas wird dagegen unternommen. Das Reinigungsprogramm gibt denjenigen, die durch Drogenkonsum in der Vergangenheit beeinträchtigt worden sind, Hoffnung, die Fähigkeit zu lernen zu erlangen.

SCHMERZMITTEL

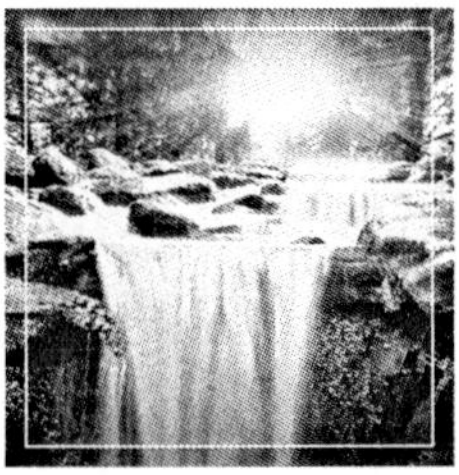

ANHANG A

ANHANG A

SCHMERZMITTEL

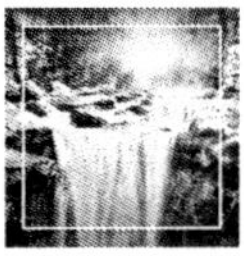

DROGEN UND DIE GESELLSCHAFT

WÄHREND MEINER FRÜHEN Forschungsarbeit über Drogen hatte ich eine bahnbrechende Erkenntnis bezüglich der Wirkung von Schmerzmitteln (wie z. B. Aspirin, Tranquilizern, Hypnotika und Schlafmitteln).

Bis damals war in der Chemie und in der Medizin nicht bekannt (und ich bin mir nicht sicher, ob das heute allgemein bekannt ist), wie oder warum diese Stoffe genau wirken. Solche Verbindungen entstammen zufälligen Entdeckungen, dass „dies oder das Schmerzen dämpft".

Die Auswirkungen derzeit existierender Verbindungen weisen keine einheitlichen Ergebnisse auf und haben oft sehr schädliche Nebenwirkungen.

Da der Grund, warum sie wirken, unbekannt war, wurden in der Biochemie nur sehr geringe Fortschritte erzielt. Wäre der Grund ihres Funktionierens bekannt und akzeptiert, so könnten Chemiker möglicherweise einige Präparate mit minimalen Nebeneffekten entwickeln.

Schmerz oder Unbehagen psychosomatischer Natur stammen von geistigen Eindrucksbildern. Diese Bilder von Wahrnehmungen aus der Vergangenheit können restimuliert werden und beeinflussen eine Person körperlich.

Konkrete, streng objektive Tests haben erwiesen, dass Aspirin und andere Schmerzmittel Folgendes bewirken:

1. Sie hemmen die Fähigkeit des Wesens, geistige Eindrucksbilder zu erschaffen.
2. Sie hemmen die elektrische Leitfähigkeit der Nervenkanäle.

Damit wird die Person dumm, geistlos, vergesslich, neigt zu Sinnestäuschungen, wird verantwortungslos. Sie gerät in eine Art „hölzernen" Zustand, wird gefühl- und empfindungslos, unfähig und keineswegs vertrauenswürdig – tatsächlich eine Gefahr für ihre Mitmenschen.

Wenn die Wirkung der Drogen nachlässt oder anfängt nachzulassen, kehrt die Fähigkeit, geistige Eindrucksbilder zu erschaffen, zurück und *schaltet* die körperlichen Schmerzen und Empfindungen *viel stärker* ein. Eine der Lösungen, die ein solcher Mensch dafür hat, sind *mehr* Drogen. Ganz abgesehen von den Heroinsüchtigen gibt es auch Aspirinsüchtige. Der Zwang stammt von einem Wunsch, die Somatiken und unerwünschten Empfindungen wieder loszuwerden. Auch gibt es Nachweise für das Dramatisieren von aktivierten Bildern früheren Drogenkonsums. Die Person wird immer hölzerner und verlangt nach immer größeren Mengen und immer häufigerem Konsum der Droge.

Um ein altes Sprichwort mit anderen Worten auszudrücken: Einst hatten wir eiserne Männer und hölzerne Schiffe. Jetzt haben wir eine Drogengesellschaft und hölzerne Bürger.

Nähme man das Problem der Schmerzlinderung biochemisch in Angriff, so wäre das am wenigsten schädliche Schmerzmittel eines, welches das Erschaffen geistiger Eindrucksbilder verhindert und dabei nur minimale „Hölzernheit" oder Dummheit zur Folge hat; gleichzeitig müsste es „körperlöslich" sein, damit es schnell aus den Nerven und dem Körper verschwinden würde. Zur Zeit gibt es keine solchen biochemischen Präparate.

Vom medizinischen Standpunkt aus ist der Wunsch, Schmerz zu beseitigen, verständlich. Ärzte sollten dafür bessere Mittel verlangen, die keine solchen bedauerlichen Nebenwirkungen haben. Drogen- und

Arzneimittelunternehmen wäre zu empfehlen, bessere Forschungsarbeit zu leisten. Eine Rezeptur mit höchst geringer Schädlichkeit ist eine Kombination natürlicher Bestandteile, wie weiter oben beschrieben.

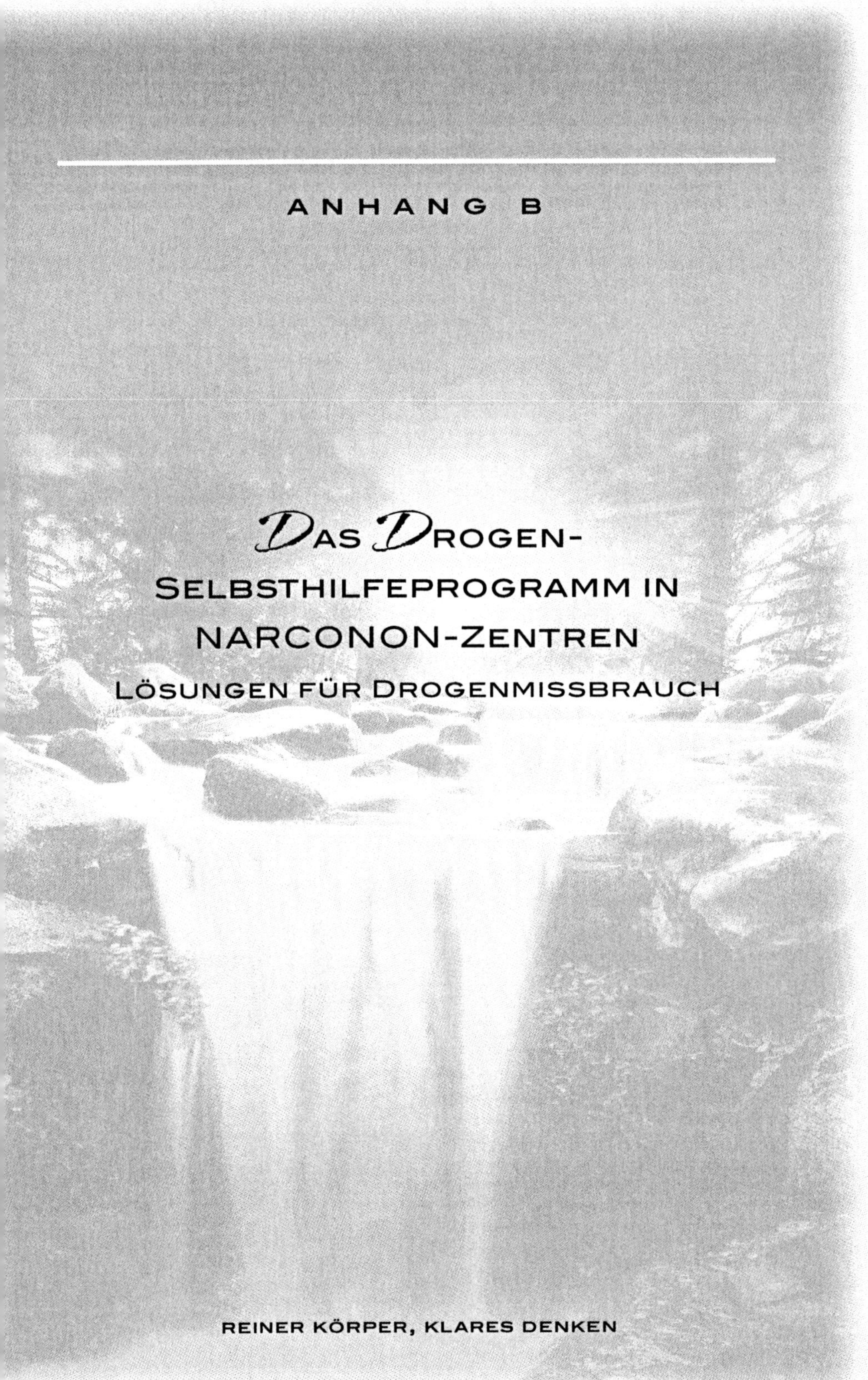

ANHANG B

Das Drogen-Selbsthilfeprogramm in NARCONON-Zentren

Lösungen für Drogenmissbrauch

Entzug von Drogen – Narconon

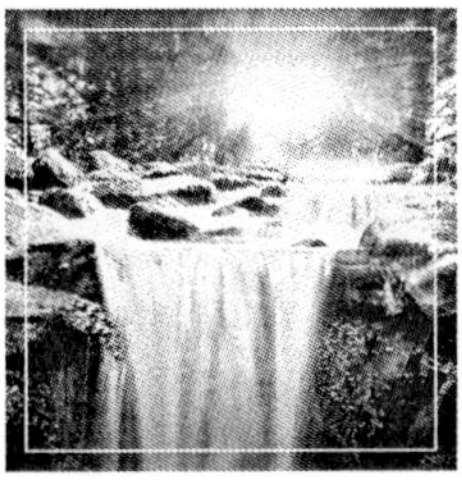

Anhang B

ANHANG B

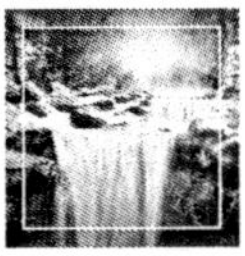

Entzug von Drogen – Narconon

Lösungen für Drogenmissbrauch

PERSONEN, DIE AKTIV DROGEN KONSUMIEREN, WERDEN NICHT ZUM REINIGUNGSPROGRAMM ZUGELASSEN, OBSCHON SIE ES VIELLEICHT SOGAR NOCH DRINGENDER BRAUCHEN WÜRDEN ALS ANDERE. ENTSPRECHEND MUSS FÜR DIEJENIGEN, DIE ABHÄNGIG SIND UND SELBST NICHT AUFHÖREN KÖNNEN, DEM REINIGUNGSPROGRAMM EIN FUNKTIONIERENDES ENTZUGSPROGRAMM VORANGEHEN.

DIESE ENTZUGSMETHODEN SIND TEIL DER DROGENREHABILITATIONS-TECHNOLOGIE, DIE ICH FRÜHER ENTWICKELT HABE UND DIE DURCH DIE NARCONON REHABILITATIONSZENTREN AUF BREITER EBENE EINGESETZT WERDEN.

Entzugserscheinungen

Der schlimmste Teil bei der Entwöhnung von harten Drogen sind die damit einhergehenden Entzugserscheinungen. Dabei handelt es sich um die physischen und geistigen Reaktionen auf den Umstand, dass man keine Drogen mehr nimmt. Sie sind furchtbar. Kein Folterknecht hat je Schlimmeres erfunden. Diese Reaktionen können derart heftig ausfallen, dass der Süchtige panische Angst davor hat und deshalb lieber weiter Drogen nimmt. Tatsächlich erleben manche Menschen Krämpfe, und extreme Entzugsreaktionen können sogar den Tod mit einschließen.

Früher hatten Menschen, die drogenabhängig waren, folgende Optionen:

1. Entweder auf Drogen zu bleiben und bis an ihr Lebensende in der Falle zu stecken und zu leiden.
2. Zu versuchen, von den Drogen loszukommen und dabei dermaßen entsetzliche Qualen zu leiden, dass sie sie nicht aushalten konnten.

Ihr Dilemma war in etwa: „Tust du's, so stirbst du – tust du's nicht, so stirbst du – tot bist du in jedem Fall."

Die Medizin hat keine ausreichenden Lösungen bereitgestellt. Psychotherapie war unmöglich.

Vorgehen während des Entzugs

Glücklicherweise gibt es nun mindestens drei Herangehensweisen:

1. Leichte objektive Prozesse (Techniken, die einer Person helfen, nach außen zu schauen bzw. ihre Aufmerksamkeit von sich weg nach außen zu richten). Diese Prozesse, die ich in den 1950er Jahren entwickelte, wurden effektiv angewendet, um mit einem Minimum an Schmerzen durch den Entzug zu kommen.
2. Ernährungstherapie. Anstatt jemandem einfach zu sagen, er solle Drogen aufgeben, was so viel Leiden und Gefahr des Scheiterns mit sich bringt, gibt man dem Patienten starke Dosen von Vitaminen und Mineralien, die sich beim Entzug als hilfreich gezeigt haben.
3. Kalzium und Magnesium, gemäß der Kal-Mag-Rezeptur.

Der Gebrauch von Kal-Mag, der Anfang der 1970er Jahre getestet wurde, um Entzugssymptome zu lindern, ist heute längst aus dem Experimentierstadium heraus. Kal-Mag wurde mit sehr großem Erfolg verwendet, um Krampferscheinungen, Muskelkrämpfe und heftige Nervenreaktionen im Verlauf des Entzugs zu lindern. Während es beim Entzug von jeder Droge effektiv ist, wurde über Kal-Mag berichtet, dass es ganz extrem und deutlich wirksam bei Methadon- und Heroinfällen ist.

Da Kalzium und Magnesium keine Drogen, sondern Mineralstoffe sind, fügt man den Drogenauswirkungen, unter denen die Person bereits leidet, nicht noch weitere hinzu. Vielmehr führt man dem Organismus jene Mineralstoffe zu, die solchen Fällen ohnehin schon ganz sicher fehlen, und gleichzeitig hilft man ihnen, indem man die qualvollen Schmerzen solcher Mangelerscheinungen lindert.

Methadon, zum Beispiel, greift Knochenmark und Knochen an. Leute, die auf Methadon sind, weisen somit üblicherweise einen schweren Kalziummangel auf. Typische Symptome dafür sind starke Schmerzen in Gelenken und Knochen, Zahnprobleme und Haarverlust. Kalzium (in der Säurelösung, in der es wirken kann) kombiniert mit Magnesium (wegen seiner Wirkung auf die Nerven) zuzuführen, hilft, diese Probleme zu mildern. Es wurde berichtet, dass durch die Verwendung von Kal-Mag der Entzug von Methadon 2 Wochen bis 3 Monate schneller verlaufen kann als ohne Kal-Mag. Dies trifft möglicherweise für den Entzug von anderen Drogen ebenso zu.

Weil Drogen und Alkohol Vitamin B_1 im Körper rasch aufzehren, hilft die tägliche Einnahme von viel Vitamin B_1 während des Drogenentzugs, um die Krämpfe zu vermeiden, die bei solchen Mängeln oft auftreten. Das B_1 muss natürlich mit anderen Vitamindosen kombiniert werden, damit das richtige Mengenverhältnis der benötigten Nährstoffe gewahrt bleibt. Dementsprechend sind ausreichende Mengen an Kal-Mag und anderen Mineralien erforderlich, um einem künstlich erzeugten Mineralstoffmangel einerseits vorzubeugen und bei der Linderung der qualvollen Schmerzen, die mit dem Entzug verbunden sind, andererseits ihre Wunder wirken zu können.

Ein bis drei Gläser Kal-Mag pro Tag, zu oder nach den Mahlzeiten, *ersetzen jedes Beruhigungsmittel.* Kal-Mag erzeugt nicht die betäubende Wirkung, die von Beruhigungsmitteln verursacht wird (die ziemlich tödlich sind).

Entzugserscheinungen können derart entsetzlich sein (und die Medizin und Psychiatrie waren derart wenig erfolgreich bei der Lösung dieses Problems), dass das vollständige Wissen über die Verwendung dieser lebenswichtigen Mineralien zur Linderung der Entzugserscheinungen auf breiter Basis bekannt sein sollte.

ANHANG C

Vitamine, Mineralien und Öle

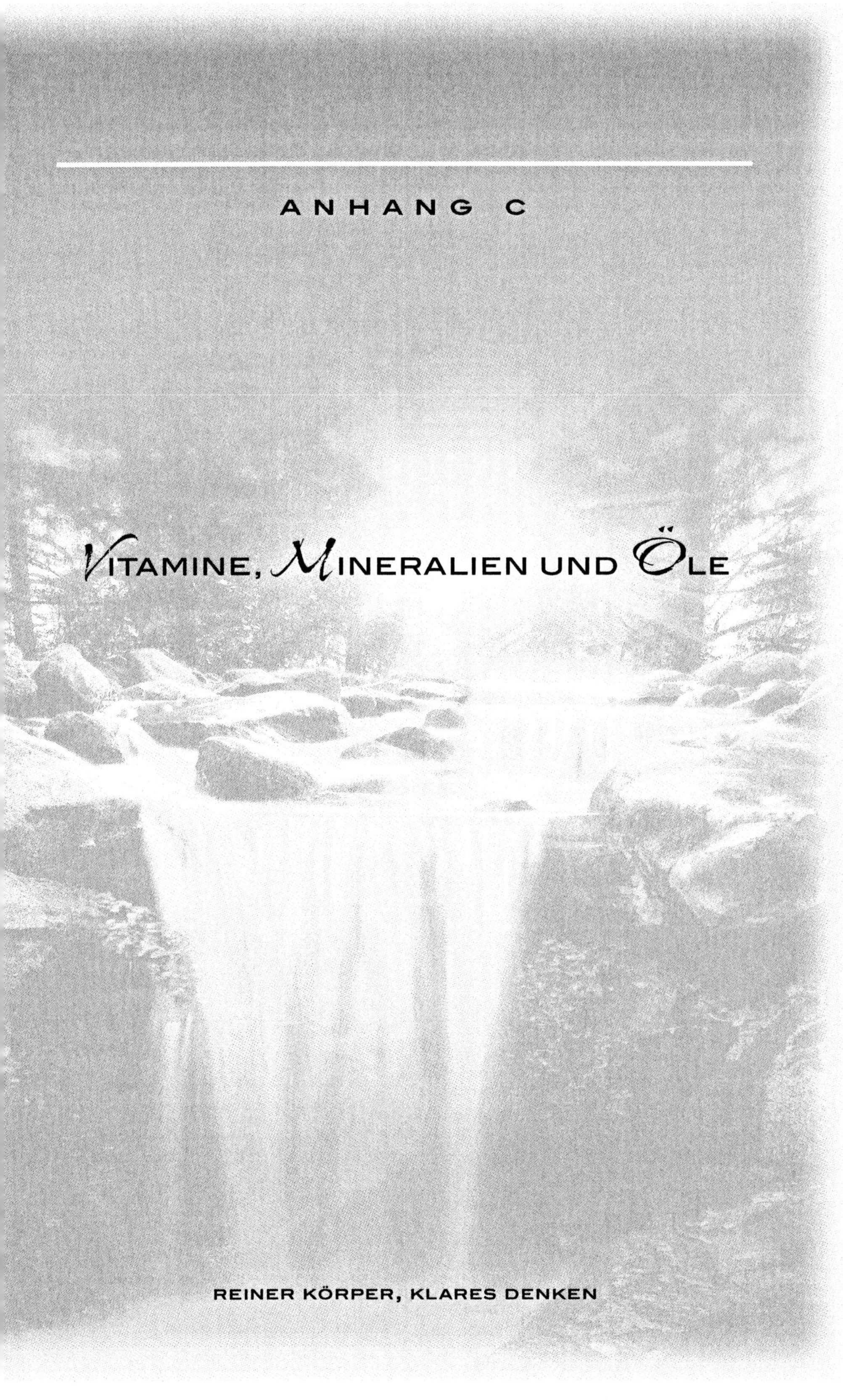

Vitamin- und Mineralientabellen

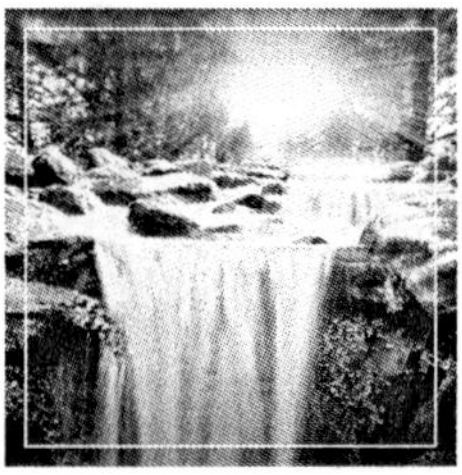

Anhang C

Vitamin- und Mineralientabellen

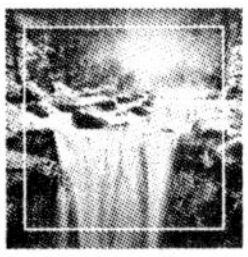

Vitamine, Mineralien und Öle

Die Tabellen auf den folgenden Seiten geben die ungefähre schrittweise Erhöhung der Menge an Vitaminen und Mineralstoffen an, die eingenommen werden, während man auf dem Reinigungsprogramm voranschreitet.

Die in diesen Tabellen empfohlenen Dosierungen, die durch Forschung zusammengetragen wurden, zeigen jeweils die Abweichungen der individuell festgestellten Verträglichkeiten sowie die Bereiche für die Steigerungen, die sich bei der Mehrzahl der Fälle als am effektivsten erwiesen haben.

Die Zahlen in diesen Tabellen bezeichnen die Erhöhungspunkte (Stadien 1, 2, 3, 4 und 5) und beziehen sich *nicht* auf den ersten, zweiten, dritten, vierten und fünften Tag des Programms. Sie beziehen sich auf ungefähre „Stadien“ der Erhöhung der Vitamin- und Mineralstoffdosierungen im Verhältnis zur erhöhten Menge an Niacin.

Unter Stadium 1 der Vitamin- und Mineralstofftabellen gibt die erste Zahl für jede Ergänzung die für die meisten Personen übliche Anfangsdosis an. Der Bereich für jedes Vitamin und jeden Mineralstoff in Stadium 1 gibt an, wie die Anfangsdosen abhängig von der Niacinreaktion, die die Person erfährt, erhöht werden. Wenn sich die Niacinwirkung verringert, wird das Niacin schrittweise gesteigert. Auf diese Weise erreicht man eine Überschneidung der bisherigen Dosis, die keine Wirkung mehr hat, sowie der neu benötigten Dosis. Es wurde festgestellt, dass der Fortschritt auf dem Programm beträchtlich beschleunigt wurde, wenn man immer dann die Niacindosis erhöhte, sobald die Wirkung einer Dosis nachließ (statt keine Wirkung mehr zu haben).

Zum Beispiel beginnt jemand das Programm mit 100 Milligramm Niacin plus den Anfangsdosen der anderen Vitamine und Mineralstoffe gemäß den Tabellen. Er fährt mit diesen Tagesdosen fort, bis die Niacinwirkung nachlässt. Sagen wir mal, dass dies in seinem Fall am dritten Tag geschieht. An diesem Punkt wird seine Niacindosis auf 200 Milligramm erhöht, zusammen mit den proportional erhöhten anderen Vitaminen und Mineralstoffen. Er fährt dann mit diesen Dosen fort, bis die Niacinwirkung wieder nachlässt. Wenn er auf diese Weise fortfährt, könnten sich am siebten Tag seine Vitamin- und Mineralstoffdosen auf die in Stadium 2 der Tabellen angegebenen Mengen erhöht haben. Nach dem neunten Tag könnten sich bei ihm die Vitamine und Mineralstoffe bis ganz hinauf auf Stadium 3 der Tabellen erhöht haben. Und er fährt auf diese Weise fort bis ganz hinauf zu den Dosierungsmengen von Stadium 5.

Es gibt keine mechanisch zu befolgende Formel für die Erhöhung der Dosis des Niacins und der anderen Vitamine und Mineralstoffe. In manchen Fällen kann die Niacinreaktion dermaßen stark gewesen sein, dass eine Erhöhung von nur 100 Milligramm angezeigt ist. Wenn der Teilnehmer weitermacht, können sich die Reaktionen auf ein Maß verringert haben, sodass eine Steigerung von einigen Hundert oder sogar 500 Milligramm angebracht sein kann. Die Reaktionen können auch von Person zu Person sehr unterschiedlich sein. Daher ist es Sache derjenigen, die das Programm betreuen, die Dosen basierend auf der Niacinreaktion des Teilnehmers zu erhöhen:

- Erhöhung der Niacindosis, wenn die Wirkung der aktuellen Dosis nachgelassen hat.
- Erhöhung der Niacindosis um die angebrachte Menge, basierend auf der Reaktion der Person und darauf, was sie vertragen kann.

Vitamintabelle

Diese Tabelle gibt die proportionalen Erhöhungen der Vitamindosen während der verschiedenen Stadien des Programms an.

	STADIUM 1	STADIUM 2	STADIUM 3	STADIUM 4	STADIUM 5
Niacin (mg)	100–400	500–1400	1500–2400	2500–3400	3500–5000
Vitamin A (IE)	5000–10000	20000	30000	40000	50000
Vitamin D (IE)	400	800	1200	1600	2000
Vitamin C (g)	0,25–1	2–3	3–4	4–5	5–6
Vitamin E (IE)	800	1200	1600	2000	2400
Vitamin-B-Komplex	2 Tabletten	3 Tabletten	4 Tabletten	5 Tabletten	6 Tabletten
Vitamin B_1 (mg)	350–600	400–650	450–700	750–1250	800–1300

Mineralientabelle

Die folgende Tabelle zeigt die ungefähren Mineralstoffmengen, bei denen sich auf den verschiedenen Stadien der Vitaminsteigerung gezeigt hat, dass sie die besten Ergebnisse erzielen. Diese aufgelisteten Mineralstoffe findet man üblicherweise kombiniert in Multimineralstofftabletten.

	STADIUM 1	STADIUM 2	STADIUM 3	STADIUM 4	STADIUM 5
Kalzium (mg)	500–1000	1000–1500	1500–2000	2000–2500	2500–3000
Magnesium (mg)	250–500	500–750	750–1000	1000–1250	1250–1500
Eisen (mg)	18–36	36–54	54–72	72–90	90–108
Zink (mg)	15–30	30–45	45–60	60–75	75–90
Mangan (mg)	4–8	8–12	12–16	16–20	20–24
Kupfer (mg)	2–4	4–6	6–8	8–10	10–12
Kalium (mg)	45–90	90–135	135–180	180–225	225–270
Jod (mg)	0,225–0,450	0,450–0,675	0,675–0,900	0,900–1,125	1,125–1,350
Kal-Mag	1 bis 1½ Gläser	1 bis 2 Gläser	1 bis 2 Gläser	2 bis 3 Gläser	2 bis 3 Gläser

Letztes Stadium beim Niacin

Die meisten Personen erreichen auf dem Reinigungsprogramm die Niacindosis von 5000 Milligramm, das letzte Stadium bei der vorangehenden Vitamintabelle. Wenn bei dieser Dosis keine weitere Reaktion auftritt und sie das Endphänomen erreicht haben, haben sie es geschafft.

Ein paar erreichen jedoch 5000 Milligramm und haben weiterhin leichte Rötungen, jeden Tag, ohne weitere Manifestationen. Wenn die Person das Programm standardgemäß gemacht und das Endphänomen erreicht hat, dann hat es sich als unnötig herausgestellt, wegen der leichten Rötung endlos mit 5000 Milligramm weiterzumachen.

Vitamine und Mineralien nach Abschluss des Programms

Mit der Einnahme von Vitaminen, Mineralien, Öl, Gemüse und Kal-Mag nach Abschluss des Programms weiterzumachen ist vernünftig. Nachdem man bei der letzten Stufe des Programms hohe Dosen von Vitaminen und Mineralien genommen hat, könnte ein plötzliches Absetzen eine Verschlechterung des Befindens hervorrufen. Deshalb sollte die Person auf einem steilen Gradienten von den hohen Dosierungen auf eine Menge herunterkommen, die dem üblichen empfohlenen Tagesbedarf entspricht. Dies wird der Person zusammen mit maßvoller, täglich durchgeführter körperlicher Bewegung ebenfalls helfen, bei guter Gesundheit zu bleiben.

Die Forschungsdaten, die hier angeführt werden, sind nicht als Empfehlung für eine medizinische Behandlung oder Verordnung von Medikamenten zu verstehen. Sie werden als Aufzeichnungen über Nahrungsergänzungsmittel in Form von Vitaminen und Mineralstoffen gegeben, die bei der Entwicklung des Reinigungsprogramms eingesetzt wurden und sich bei der größten Anzahl der Fälle als am wirkungsvollsten erwiesen haben.

Kalzium und Magnesium: Die Kal-Mag-Rezeptur

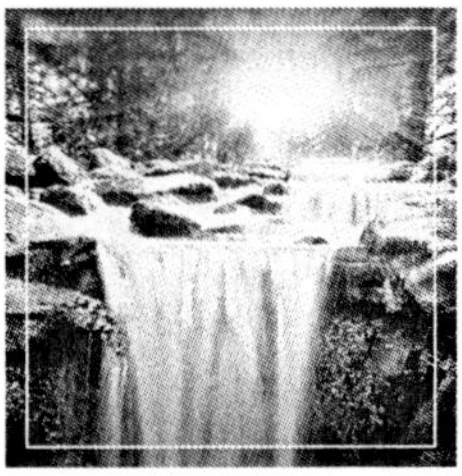

Anhang C

ANHANG C

KALZIUM UND MAGNESIUM: DIE KAL-MAG-REZEPTUR

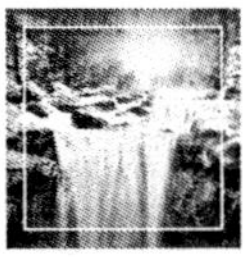

VITAMINE, MINERALIEN UND ÖLE

FÜR DIE ZUBEREITUNG DER KAL-MAG-REZEPTUR werden die Verbindungen Kalziumglukonat und Magnesiumkarbonat verwendet. Beide sind in Form von weißem Pulver erhältlich. Jedes ist eine Verbindung verschiedener Substanzen. Mit anderen Worten, Kalziumglukonat enthält noch andere Substanzen außer Kalzium; es ist nicht reines Kalzium, sondern enthält nur einen gewissen Prozentsatz an reinem, elementarem Kalzium. Ähnlich verhält es sich mit Magnesiumkarbonat, das noch andere Substanzen außer Magnesium enthält und nur zu einen gewissen Prozentsatz aus reinem, elementarem Magnesium besteht. Mit *elementar* sind chemische Elemente gemeint, die nicht mit anderen chemischen Stoffen verbunden sind.

Das Folgende ist die genaue Kal-Mag-Rezeptur.

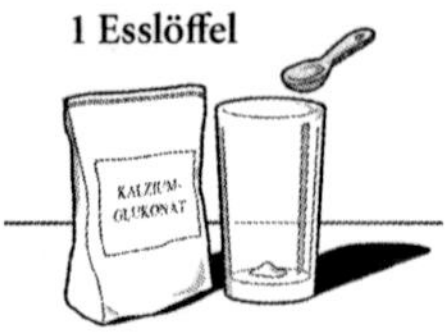

1. Geben Sie einen gestrichenen Esslöffel Kalziumglukonat in ein normal großes Trinkglas.

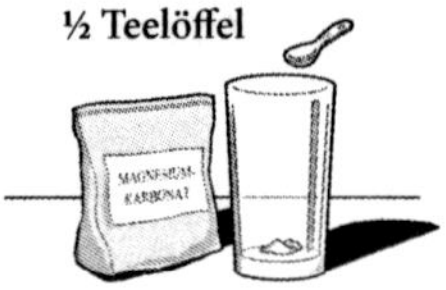

2. Fügen Sie ½ gestrichenen Teelöffel Magnesiumkarbonat hinzu.

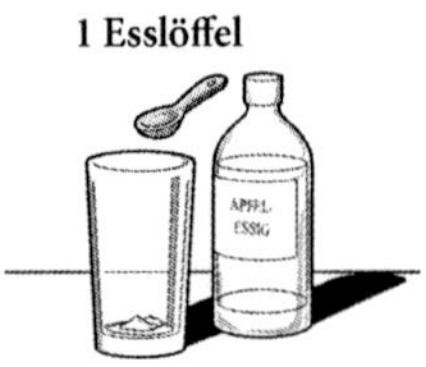

3. Fügen Sie einen Esslöffel Apfelessig (mindestens 5 Prozent Säuregehalt) hinzu.

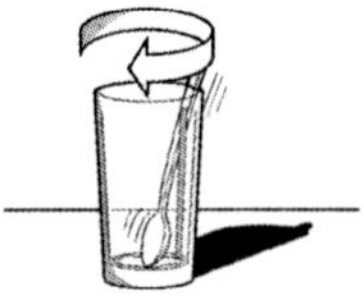

4. Rühren Sie das Ganze gut um.

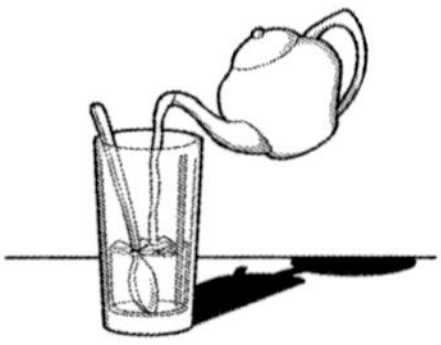

5. Gießen Sie ½ Glas kochenden Wassers hinzu, und rühren Sie die Mischung so lange um, bis alles Pulver aufgelöst und die Flüssigkeit klar ist. (Tritt dies nicht ein, könnte es daher rühren, dass das Magnesiumkarbonat von minderwertiger Qualität oder alt ist.)

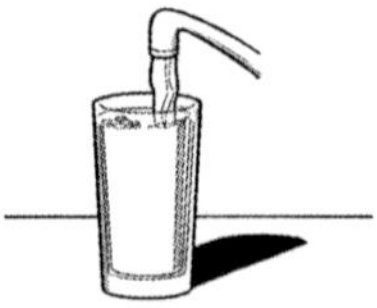

6. Füllen Sie das Glas mit lauwarmem oder kaltem Wasser auf und decken Sie es ab. Die Lösung hält sich bis zu zwei Tagen.

Maße und Äquivalente im metrischen System

Für Teile der Welt, die nicht das angelsächsische System der Gewichte und Maßeinheiten verwenden, werden die Äquivalente im metrischen System jegliche Fragen in Bezug auf die richtigen Mengenverhältnisse für die Kal-Mag-Rezeptur klarstellen.

Ein Esslöffel gemäß dem angelsächsischen System der Gewichte und Maßeinheiten = 15 Milliliter (14,7 ml, um genau zu sein) nach dem metrischen System.

Ein Teelöffel gemäß dem angelsächsischen System der Gewichte und Maßeinheiten = 5,0 Milliliter (4,9 ml, um genau zu sein) gemäß dem metrischen System.

Diese Zahlen können abgerundet werden, da die Differenzen vernachlässigbar klein sind, und beim Abrunden bleibt das richtige Verhältnis zueinander gewahrt.

In metrischen Äquivalenten ausgedrückt lautet die Kal-Mag-Rezeptur wie folgt:

1. Geben Sie 15 ml Kalziumglukonat in ein normal großes Trinkglas.
2. Fügen Sie 2,5 ml Magnesiumkarbonat hinzu.
3. Fügen Sie 15 ml Apfelessig (mindestens 5 Prozent Säuregehalt) hinzu.
4. Rühren Sie das Ganze gut um.
5. Gießen Sie ½ Glas (oder etwa 120 ml) kochenden Wassers hinzu und rühren Sie die Mischung so lange um, bis alles Pulver aufgelöst und die Flüssigkeit klar ist. (Tritt dies nicht ein, könnte es daher rühren, dass das Magnesiumkarbonat von minderwertiger Qualität oder alt ist.)
6. Füllen Sie das Glas mit lauwarmem oder kaltem Wasser auf und decken Sie es ab.

Öle

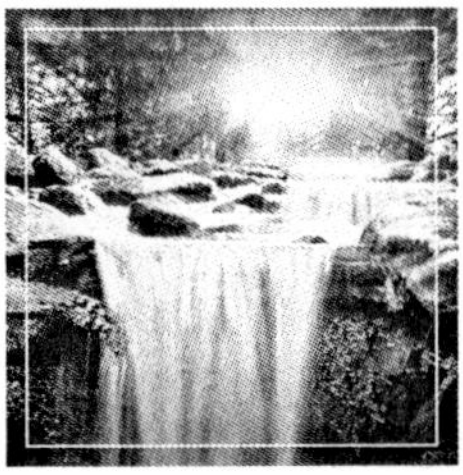

Anhang C

ANHANG C

Öle

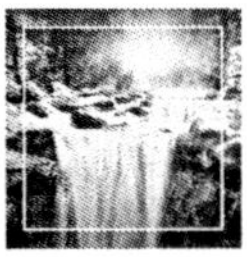

VITAMINE, MINERALIEN UND ÖLE

„All Blend" ist das üblicherweise auf dem Reinigungsprogramm verwendete Öl. Dabei handelt es sich um eine Kombination aus verschiedenen Ölsorten, die essenzielle Fettsäuren enthalten.

Essenzielle Fettsäuren

Die zwei grundlegenden Arten essenzieller Fettsäuren sind Omega-3 und Omega-6.

Einige Öle, die Omega-3 enthalten, sind Flachs und Walnuss. Zu den Quellen für Omega-6 gehören Öle wie Soja-, Distel-, Erdnuss- und Olivenöl. Beide Kategorien umfassen viele Öle, aber von den obigen wurde festgestellt, dass sie beim Reinigungsprogramm effektiv sind. Es mögen auch andere effektiv sein.

Gemäß Forschern liegt das optimale Verhältnis von Omega-3s zu Omega-6s in jemandes Ernährung zwischen 1:1 und 4:1. Anders gesagt, ein bis vier Teile Omega-3 auf einen Teil Omega-6. Daher fällt die Mischung der Öle, die beim Reinigungsprogramm verwendet wird, im Allgemeinen in diesen Bereich.

Wenn jemand gegen irgendein bestimmtes Öl allergisch ist, würde er es durch eines ersetzen, gegen das er nicht allergisch ist.

Wenn man einzelne Öle mischt (und nicht All-Blend verwendet), sollte man:

1. Kalt gepresste und mehrfach ungesättigte Öle bekommen, welche die richtigen essenziellen Fettsäuren enthalten.
2. Zwei oder mehr Öle im richtigen Verhältnis kombinieren.
3. Das Öl kühl aufbewahren, damit es nicht ranzig wird.

~

Nachtkerzenöl

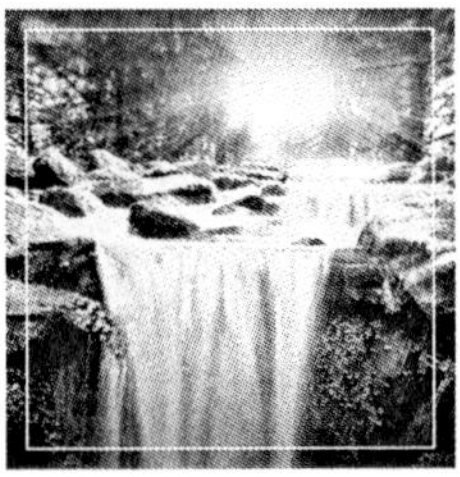

Anhang C

ANHANG C

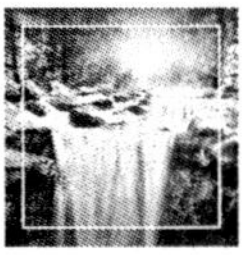

NACHTKERZENÖL

VITAMINE, MINERALIEN UND ÖLE

NACHTKERZENÖL IST EIN weiteres Öl, das sich bei manchen Teilnehmern des Reinigungsprogramms als nützlich erwiesen hat.

Nachtkerzenöl wird den zerkleinerten Samen der Nachtkerzenpflanze entnommen. Es ist in Kapselform in vielen Bioläden erhältlich. Nach Aussagen von Forschern werden damit verschiedene Lebensmittelallergien in Ordnung gebracht, und es scheint den Abbau von Nahrungsfetten und Fettgeweben zu fördern.

Es wurde berichtet, dass einige Teilnehmer des Reinigungsprogramms Schwierigkeiten damit haben, Fett zu verstoffwechseln, während sie sich auf dem Programm befinden. Faktoren, die vielleicht auf eine Unfähigkeit hinweisen, Fett zu verstoffwechseln, reichen von Gallensteinen bis zum Gefühl der Übelkeit oder des Schlechtseins, nachdem man die Öle zu sich genommen hat.

Personen, bei denen sich Schwierigkeiten mit dem Verstoffwechseln von Fett zeigte, während sie auf dem Reinigungsprogramm waren, schienen manchmal davon zu profitieren, wenn Nachtkerzenöl ihrem geregelten Tagesplan für Öl und Vitamine hinzugefügt wurde. Einige der Teilnehmer, denen es offensichtlich half, waren Personen, die vorher Schwierigkeiten hatten, Fett zu verstoffwechseln (was sich an einem Mangel an Gewichtsverlust zeigte, wenn sie eine maßvolle Diät einhielten), und ein paar Personen, die früher große Mengen an Drogen und Alkohol genommen hatten (bei einer ärztlichen Untersuchung wurde eine kränkliche Leber festgestellt), wodurch ihre Fähigkeit, Fett zu verstoffwechseln, behindert wurde. Nachtkerzenöl schien auch einigen Teilnehmern zu helfen, die mit dem Verstoffwechseln von „All-Blend"-Öl Mühe hatten.

Nachtkerzenöl wird nicht von allen Teilnehmer eingenommen; es scheint jedoch bei manchen Personen von Nutzen zu sein, die während des Reinigungsprogramms Schwierigkeiten haben mögen, Fett zu verstoffwechseln.

~

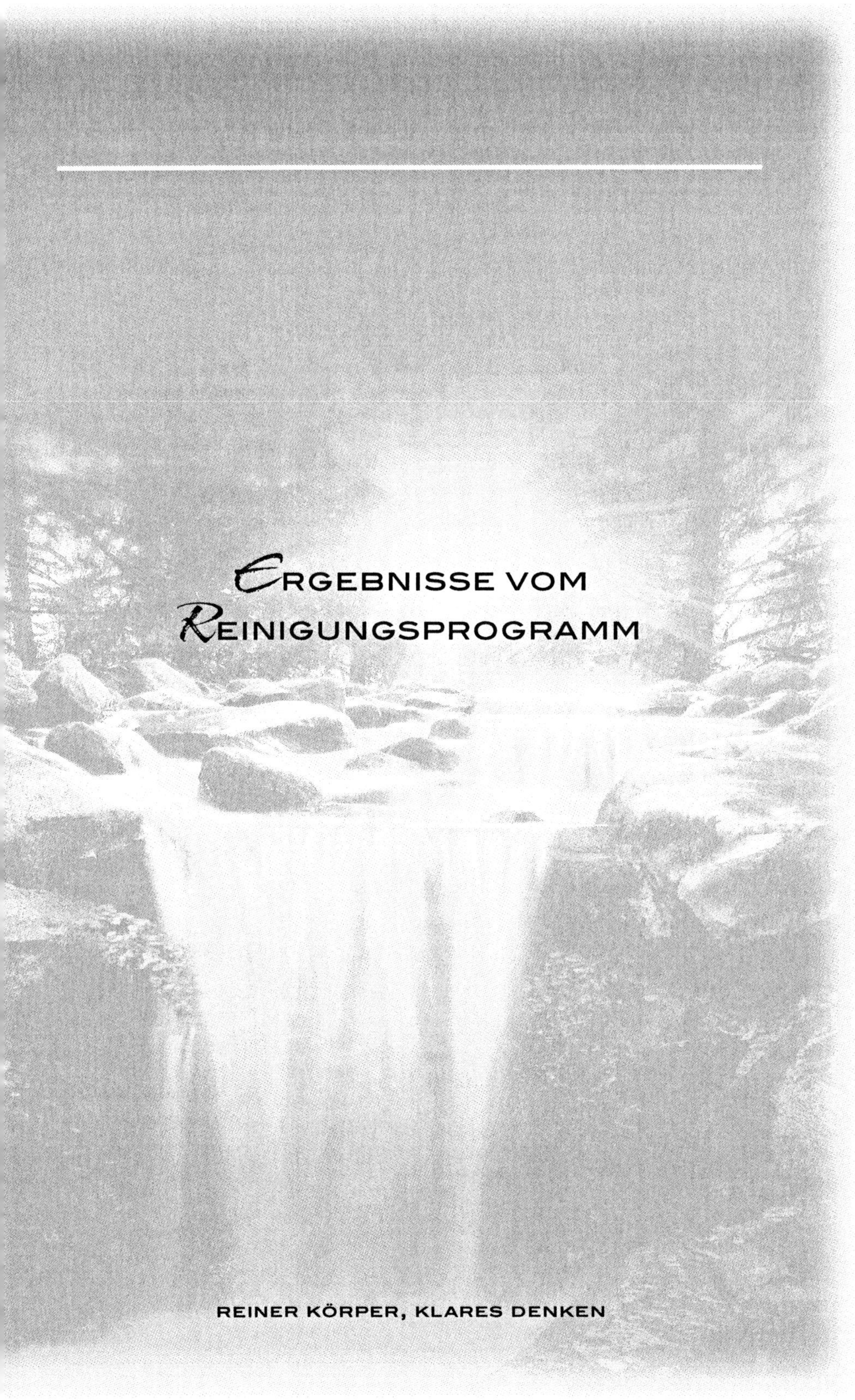

Ergebnisse vom Reinigungsprogramm

REINER KÖRPER, KLARES DENKEN

Erfahrungen von Programm-Teilnehmern

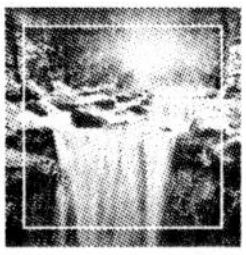

Seit das Reinigungsprogramm im Jahre 1979 gestartet wurde, haben zwei Hauptfaktoren zu seiner phänomenalen Resonanz beigetragen.

Der erste Faktor ist das wachsende Bewusstsein der Öffentlichkeit über die enorme Menge an Drogen, Schadstoffen und Chemikalien in unserer Welt sowie deren schädliche Auswirkungen auf unser Leben.

Der zweite Faktor besteht natürlich aus den mit dem Programm erzielten *Ergebnissen.* Die Aussagen derjenigen, deren Leben sich grundlegend verbesserte, kommen aus allen Teilen der Welt und sprechen für sich.

Obwohl kein Anspruch erhoben wird, was genau das Programm bei jemandem bewirkt, sind die folgenden Aussagen beispielhaft für die Ergebnisse, die Zehntausende durch den Abschluss des Reinigungsprogramms erreicht haben.

Die Teilnehmer dieses Programms waren zum Zeitpunkt ihrer Teilnahme nicht medizinisch krank und hatten keinerlei Verbindung mehr zu den schädlichen Substanzen, denen sie Jahre vorher ausgesetzt waren. Aber Rückstände dieser Schadstoffe befanden sich noch in ihrem Körpergewebe, was ihre geistigen Kapazitäten und spirituelle Klarheit beeinflusste.

Rückstände von Drogen, Alkohol, Medizin und Schadstoffen

Drogen- und Alkoholrückstände

Als Ergebnis des Reinigungsprogramms bin ich viel, viel, VIEL aufgeweckter, bewusster und wacher und habe ein Übermaß an Energie, um das Leben zu leben. Vor der Teilnahme an diesem Programm hatte ich keine Vorstellung davon, welch nachteilige Auswirkungen Drogenrückstände auf mich hatten. Ich hatte früher diverse Straßendrogen genommen und ich war in dem Glauben, dass ich dies „hinter" mir habe. Ich habe mich geirrt. In Wirklichkeit trug ich an jedem Tag meines Lebens die restlichen Auswirkungen dieser Schadstoffe mit mir herum.

Am bemerkenswertesten waren LSD-Rückstände. Dies ist eine heimtückische Droge, die die eigene Wahrnehmung der Realität und die Denkfähigkeit beeinträchtigt. Ich glaubte einmal, diese Droge könne mich auf eine neue Ebene spirituellen/geistigen Bewusstseins bringen. Nachdem ich nun das Reinigungsprogramm gemacht habe, ist völlig klar, dass genau das Gegenteil der Fall ist. Die Auswirkungen von LSD-Rückständen losgeworden zu sein ist definitiv eine Erleichterung, und meine erhöhte Energie, Produktivität und Lebensfreude sind ein Beweis dieser Tatsache.

Dieses Programm war ein echter Lebensretter, und es gab mir eine ganz neue und frische Einstellung zum Leben. Mein Dank gilt L. Ron Hubbard für sein Werk und die Genialität bei der Entwicklung dieses fantastischen Programms, das den Menschen so großartig dabei hilft, ihr volles Lebenspotenzial zu entfalten.

– F. S.

~

Vor dem Reinigungsprogramm war ich ständig unruhig. Ich fühlte mich einfach nie wohl und Leute nervten mich leicht. Ich war nicht entspannt und fühlte mich wirklich angespannt. Ich wachte mit schlechter Laune auf oder hatte einfach grundlos schlechte Laune.

Als ich auf dem Programm war, fühlte ich mich völlig high, als hätte ich gerade Pot geraucht. Ich wusste, dass ich Marihuana-Rückstände auslief, da ich mich entweder richtig lethargisch oder dämlich fühlte. Ich lief Kokain-Rückstände aus und jetzt wurde ich wirklich aufgeregt und begann, viel zu sprechen. Ich nahm früher einmal LSD, und ich fühlte diesen metallischen, grässlichen Geschmack im Mund. Ich dachte, klasse, raus damit, raus damit, ich will nicht, dass es je wieder zurückkommt!

Seit ich abgeschlossen habe, sind meine Wahrnehmungen schärfer und klarer; meine Denkweise ist klarer; ich bin glücklicher. Ich bin nicht mehr unruhig.

Ich bin einfach nur ich und fühle mich nicht wie ein Stück Holz, sondern fühle mich wie eine lebendige Person; ich bin extrovertiert und genieße das Leben.

– K. K.

Das Reinigungsprogramm war genau das, was ich brauchte. Lange Zeit hatte ich das Gefühl, als würde ich in einem Nebel herumlaufen. Ich fühlte mich schlecht und war mir nicht sicher, warum. Am zweiten Tag erkannte ich, dass es an all den Drogenrückständen lag, die so viele, viele Jahre in meinem Körper waren. Nach jedem Tag fühlte ich mich aufgeweckter, klarer, ruhiger und als Person stabiler. Ich habe meine Unfähigkeit zu lernen (etwas, womit ich jahrelang gekämpft hatte) in Ordnung gebracht, und plötzlich schloss ich meinen Kurs ab und las in wenigen Tagen vier Bücher (ich hatte zehn Jahre lang kein einziges Buch mehr zum Vergnügen gelesen). Das Beste daran ist, dass ich zu sehen fähig bin, was sich so anfühlt, als sei es zum ersten Mal seit einer langen Zeit der Fall. Diese Aktion hat mich absolut verändert und mir eine neue Einstellung zum Leben gegeben.

– E. C.

Ich habe nie wirklich erkannt, was Alkohol nicht nur dem Körper, sondern auch dem Verstand antun kann. Und die Emotionen und Restimulationen, die durch die Geschehnisse, die mit dem Trinken verbunden sind, auftraten. Geschehnisse fixieren einen in Gebieten und machen einen empfänglich für Restimulationen. Sie stießen mich wirklich im Leben und in der Sauna herum! Jetzt fühle ich mich wirklich wieder aufgeweckt. Viel ruhiger. Ich fühle mich wirklich, als wäre ein großes Gewicht von meinem Verstand und meinem Körper genommen worden. Ich wache auf und fühle mich gut. Ich vergaß, dass man sich so fühlen sollte!

– J. X.

~

Das Reinigungsprogramm rettete mein Leben! Ich war mir der schlechten Auswirkungen von Drogen- und Schadstoffrückständen auf mein körperliches und geistiges Wohlergehen überhaupt nicht bewusst gewesen. Ich hatte das Gefühl, dass ich mein ganzes Potenzial „zerstört" hatte, weil ich, als ich jung war, Drogen genommen hatte und die verlorene Zeit und die verschwendeten Reserven durch meinen früheren Drogenmissbrauch nie wieder wettmachen könne.

Zusätzlich zu all den unglaublichen Gewinnen, die ich durch das Reinigungsprogramm erzielt habe, ist dieses Gefühl, durch vergangene Fehler eingeschränkt zu sein, völlig verschwunden, und ich nehme mein wahres Potenzial als grenzenlos wahr.

– M. B.

~

Ich trank viel. Ich hatte gerade das College abgeschlossen und war noch immer in Partystimmung. Ich war in meinem Leben irgendwie verwirrt und hatte Schwierigkeiten damit, klare Entscheidungen zu treffen. Ich war besorgt, wütend, feindselig und frustriert und es ging mit mir auf und ab, wirklich launenhaft.

Als ich das Reinigungsprogramm durchlief, begann ich festzustellen, dass meine Laune sich auszugleichen begann, und am Ende des Programms war ich völlig ruhig. Ich konnte mich mit Menschen unterhalten und einfach dasitzen und zuhören.

Ich lief frühere Drogenerfahrungen aus vielen Geschehnissen aus. Ich wurde zu einer aufgeweckten Person, und alle meine Sinne wurden belebt.

Ich habe eine Menge erstaunliche Dinge gemacht, aber dies war bei weitem das Erstaunlichste, was ich je erlebt habe, denn es veränderte mein gesamtes Leben!

– T. F.

Als Chiropraktiker kenne ich den Aufbau und die Physiologie des Körpers. Als ehemaliger professioneller Athlet wusste ich nichts über all die Auswirkungen von Drogenrückständen.

Ich nahm früher starken Alkohol, starke anabole Steroide, um meine Stärke und Kraft zu verbessern (natürlich schmerzte es mehr, als es half), Schmerztabletten, Entzündungshemmer, Injektionen, um weiterzuspielen, plus weitere Straßendrogen: Marihuana und Kokain.

Sagen wir mal bei aller Ehrlichkeit, dass mein Leben wirklich dadurch gerettet wurde, dass ich all diese Rückstände chemischer Cocktails durch das Reinigungsprogramm losgeworden bin. Es ist wahr.

Vorher war ich hölzern und weniger vital geworden.

Jetzt bin ich lebendig und viel gewinnender im Leben.

– M. T.

Rückstände von Medikamenten, Psychopharmaka und anderen Schadstoffen

Mein größter Gewinn vom Reinigungsprogramm ereignete sich, als ich die Auswirkungen eines früheren Antidepressivums auslief. Ich wusste, was es war, weil ich mich ständig verloren und teilnahmslos fühlte. Dann schaute ich eines Abends auf und, peng, es war weg. Ich meine wirklich weg!

Auf meinem Heimweg fühlte ich mich wie ein völlig neuer Mensch. Ich hatte nicht mehr dieses Gefühl, dass ich über eine Mauer der Verzweiflung klettern muss, um mit meinen Problemen fertigzuwerden. Ich konnte mich nun ohne irgendwelche Hindernisse direkt um die Welt und um meine Situationen kümmern. Mein Leben ist jetzt fantastisch, und ich empfinde äußersten Dank für dieses Programm.

– T. B.

Von dem Tag an, als ich dieses Programm begann, hat mein Leben eine tiefgreifende Veränderung zum Besseren erfahren.

Die Tatsache, dass ich frei von Schadstoff- und Drogenrückständen bin, hat es mir ermöglicht, das Leben, Menschen, Orte und persönliche Emotionen zu genießen. Ich lebe jetzt zum ersten Mal in meinem ganzen Leben ein normales, anständiges, ehrgeiziges, sauberes, liebenswertes und spannendes Leben.

All dies verdanke ich diesem fantastischen Programm!

– M. E.

Ich machte das Reinigungsprogramm, und es ist erstaunlich, wie sehr wir von all diesen Chemikalien, die uns unten halten, beeinträchtigt worden sind. Ich wurde alles los. Und ich fühlte mich so viel besser. Vor diesem Programm hatte ich mich nie so wie jetzt gefühlt.

Ein Monat verging – ich hatte keine Beeinträchtigungen mehr gehabt, ein weiterer Monat verging, nichts. Sechs Monate, ein Jahr, und jetzt ist es drei Jahre her, und in meinen Augen bin ich es los. Es ist sagenhaft. Es ist absolut großartig!

– K. E.

Ich dachte, ich hätte eine ziemlich leichte Vergangenheit gehabt. Ich hatte nicht in der Nähe von Chemikalien gearbeitet, entschied mich aber, das Programm als vorbeugende Maßnahme zu machen.

Dann war ich da auf dem Programm und schwitzte, und auf einmal roch ich Medikamente, die ich als Jugendlicher eingenommen hatte. Dieses Zeug kam buchstäblich aus meinen Hautporen heraus.

Als ich fertig war, Mensch, stellten sich da die Endphänomene ein! Ich fühlte mich viel besser. Ich fühlte mich lebendig, ich hatte mehr Energie, ich konnte klarer denken. Es war einfach erstaunlich. Ich tanzte, ich sang!

– H. W.

Als ich die angesammelten Rückstände von Medikamenten auslief, die mir nach meinem früheren Herzinfarkt verabreicht worden waren, erkannte ich in noch größerem Umfang, wie die Auswirkungen dieser Medikamentenrückstände mich beeinträchtigt hatten. Ich fühlte, wie die Auswirkungen der Medikamente allmählich verschwanden, ich immer stabiler wurde und mich allmählich ein Gefühl von Wohlbefinden und Freiheit umgab. Ich habe das Gefühl, als hätte sich eine Wolke gelüftet, derer ich mir nicht einmal bewusst gewesen war, und meine Sinne sind wieder scharf und klar.

– J. B.

~

Ich hatte früher eine Hüftoperation, und man musste danach bei mir viel Morphium einsetzen. Als ich das Morphium nahm, bemerkte ich, dass ich mir nichts mehr daraus machte, zu lesen oder mit Leuten zu sprechen. Ich hatte überhaupt kein Interesse. Ich verlor all mein Interesse. Dieser Zustand hielt lange, nachdem ich die Medikamente hinter mir hatte, weiter an: Und ich kehrte nicht mehr in den Normalzustand zurück.

Ich entschied mich, das Reinigungsprogramm zu machen; nachdem ich etwa zehn Tage daran teilgenommen hatte, überkam mich diese ganze Morphium-Empfindung wieder, und ich wusste, dass das mein Glückstag war. Es dauerte etwa zwei Tage, es alles loszuwerden.

Als ich mit dem Programm fertig war, kehrte ich wieder völlig zu meinem früheren Selbst zurück, mit wiederbelebtem Interesse und Enthusiasmus; mein Wunsch, etwas zu unternehmen, kam einfach wieder zurück.

Wenn ich das Programm nicht gemacht hätte, wäre ich noch immer in einer Verfassung, in der mir alles egal ist und ich nichts tun will. Dieses Programm hat mein Leben gerettet!

– J. H.

~

Vor dem Reinigungsprogramm hatte ich oft das Gefühl, nicht genug Energie zu haben, um die Dinge zu tun, die ich gerne tat. Heute bin ich voller Lebensenergie, die von mir ausstrahlt! Meine Wahrnehmung hat sich verbessert, als hätte sich ein Film abgeschält. Die Farben sind so viel klarer, und alles sieht schärfer aus. Ich fühle mich fitter, als ich mich über Jahre hinweg gefühlt habe. Ich fühle mich frei von jahrelangen Auswirkungen von

Drogen- und Medikamentenrückständen. Ich fühle mich so lebendig! Das Reinigungsprogramm ist das Beste, was ich je gemacht habe!

– T. M.

~

Mein Arzt hatte mir gesagt, dass aufgrund medizinischer Tests, die ich machen musste, eine Unmenge an Strahlung in meinen Körper geraten ist. Aufgrund früherer Operationen hatte ich Betäubungsmittel bekommen, und ich wusste, dass ich das bereinigen wollte. Ich hatte keine Vorstellung davon, wie benebelt und langsam ich im Leben war, bis ich dieses Programm abschloss.

Jetzt schaue ich zurück und erkenne den Unterschied – es ist wie Tag und Nacht! Ich dachte immer, ich sei ziemlich schnell und scharfsinnig, aber, wow!

Mein Leben ist immer erfüllter geworden, und ich werde einfach immer aufgeweckter. Es sind nun ein paar Monate vergangen, seit ich das Programm abgeschlossen habe, und ich erledige bei weitem mehr als je zuvor. Ich bin intelligenter. Ich bin aufgeweckter, ich bin schneller und kann mit allem so viel besser umgehen, und ich liebe es.

– J. H.

~

Nach einer zweiten großen Operation hatte ich es ziemlich schwer. Selbst nach anfänglicher körperlicher Erholung fühlte ich mich etwa zehn Jahre älter, hatte keine Energie und die meiste Zeit diverse Schmerzen, die ich zuvor nie gehabt hatte. Ich nahm an, ich würde mich erholen und wieder auf die Beine kommen. Aber dies war nicht der Fall. Ich führte das, was vor sich ging, immer auf einen anderen Grund zurück, nicht auf die Operation oder die schweren Schmerzmittel, die ich wochenlang danach einnehmen musste.

Diese Arzneimittel hatten schlimme Auswirkungen auf mich. Ich setzte sie schrittweise ab, bis ich sie allesamt nicht mehr einnahm. Ich hatte ein gewisses geistiges „Benebeltsein“, das lange Zeit fortbestand. Ich fühlte mich immer nicht ganz „da“ und irgendwie benommen.

Eine Weile später machte ich das Reinigungsprogramm. Im Verlauf des Programms begann ich mich schrittweise immer besser zu fühlen. Ich erreichte dann eines Tages einen Punkt, an dem ich buchstäblich aus dem Nebel herauskam und einen klaren Kopf hatte, mit wiedergekehrter Tatkraft und Ambitionen.

Das Reinigungsprogramm hat wortwörtlich mein Leben von den Auswirkungen schwerer Arzneimittelrückstände gerettet, die sonst immer noch in meinem Kreislauf geblieben wären und starke Auswirkungen auf mein Leben gehabt hätten.

– C. R.

Ich fühlte mich so, als sei ich eine biochemische Persönlichkeit, wobei ich bei der kleinsten Kleinigkeit in die Luft ging. Meine Reizbarkeit überwältigte mich, und ich hatte es schwer, Menschen zu verstehen.

Ich wusste, dass mich etwas hemmte, und es war einfach schwer, es herauszufinden. Ich hatte immer diese schwarze Wolke um mich. Es war schwer, zu denken und etwas zu unternehmen. Ich konnte mich nicht entschließen.

Als ich auf das Reinigungsprogramm kam, begann einiges zu verschwinden.

Einige der Arzneimittel, die ich früher genommen hatte, waren Steroide zur Behandlung von Entzündungen bei Asthma. Sie hatten schreckliche Nebenwirkungen, und während ich die Rückstände auslief, konnte ich die Wirkung auf meinen Blutzucker fühlen, und ich bekam Herzflattern. An einem anderen Tag lief ich Rückstände von Tylenol aus – ich hatte Ohrensausen und ein leichter Schnupfen trat auf. Dann begannen meine Augen zu brennen, als ich Chlorrückstände loswurde, und man konnte es riechen. Ich sah die braunen Ränder von Badeanzügen, als ich Strahlungsrückstände auslief.

Ich begann, mich bewusster und viel besser über mich selbst zu fühlen. Ich begriff, dass Drogen- und Schadstoffrückstände, wenn sie den Körper vergiften, auch einen selbst vergiften. Ich hatte mehr Energie; ich fühlte mich leichter; ich fühlte mich besser. Ich begann, Dinge im Leben besser in den

Griff zu bekommen. Meine Beziehungen zu anderen waren besser. Ich bin im Leben enthusiastischer und freue mich darauf, etwas zu erschaffen.

– S. M.

Jetzt, wo ich den Purif erfolgreich abgeschlossen habe, bin ich einfach nur froh und blicke zuversichtlich dem entgegen, was jetzt alles kommt. Ich fühle mich wie eine neue, bessere Version von mir selbst, die es so bis jetzt nicht gab, bereit jeder Schwierigkeit entgegen zu treten. Ich genieße das neue Gefühl, an das ich mich selbst erst noch gewöhnen muss.

Wenn ich sage, ich habe den Purif gemacht, weiß ich für mich, dass ich mein Leben grundlegend in die richtige Richtung verändert habe und ich habe die Basis geschaffen, um alles möglich werden zu lassen.

– A. B.

Rückstände von Chemikalien und anderen Schadstoffen

Ich war über zwanzig Jahre lang Flugzeugmechaniker und davor Mechaniker für Dieselmotoren. Ich wusste, dass ich einer Menge Chemikalien, Lösungsmitteln, Klebstoffen und Abgasen ausgesetzt war.

Eines der Produkte, die wir ständig verwendet hatten, war ein Produkt namens Stoddard Lösungsmittel. Es hat einen ganz bestimmten Geruch und ergibt ein ganz bestimmtes Symptom, wenn man eine Überdosis davon abbekommt.

Damals in der alten Zeit trugen wir keine Handschuhe und keine Atemschutzgeräte. Man reinigte Teile im Lösungsmitteltank, und nach Tagen und Wochen begannen die Hände taub zu werden und sich so anzufühlen, als seien sie aus Gummi. Man wusste, dass es an der Zeit war, die Hände aus dem Lösungsmittel herauszuhalten.

Nun, ich hatte meine Hände sieben oder acht Jahre lang nicht mehr in Lösungsmittel gehabt. Eines Tages saß ich fröhlich schwitzend auf dem Reinigungsprogramm und bemerkte, dass sich mein Körpergeruch verändert hatte. Ich roch Stoddard Lösungsmittel. Es gibt nichts anderes auf der Welt, was so riecht. Und nach einem Weilchen wurden meine beiden Hände taub, und ich erlebte nochmals die Auswirkungen einer akuten Stoddard Lösungsmittel-Vergiftung. Es dauerte etwa eine halbe Stunde und dann verging es wieder.

Ich hatte das Gefühl, als hätte ich einen Rucksack abgelegt. Ich schlief besser. Ich erbrachte bessere Arbeitsleistungen. Ich war ruhiger. Ich war emotional stabiler. Ich fühlte mich wunderbar!

– M. M.

~

Als ich viel jünger war, war ich bei der Royal Air Force. Ich arbeitete in einem Wartungsbereich, wo wir Pötte reinigten, indem wir sie in eine große Wanne mit Tetrachlorkohlenstoff legten. Ich hatte keine Vorstellung davon, wie stark dieses Zeug ist. Ich lehnte mich darüber, um die Gegenstände herauszuholen. Ich fühlte mich schwindlig, der Ort drehte sich, und es war schrecklich.

Ich hatte das ganz vergessen. Aber während ich mein Reinigungsprogramm machte, war es da: der gleiche Geruch und Geschmack und alles andere.

Nun da ich es abgeschlossen habe, haben sich meine Wahrnehmungen definitiv verbessert. Ich bin fähig, besser zu sehen und besser zu hören und kann Gerüche wahrnehmen, deren ich mir vorher nicht bewusst war. Dies war erstaunlich!

– R. T.

~

Für mich war der Reinigungs-RD mehr als das Ausschwitzen von schädlichen Substanzen. Wären diese Gifte nicht weggefallen, hätte ich sicher nicht erkannt, wie sich mein Leben in dieser kurzen Zeit geändert hat. Ich mache endlich wieder Sport, ernähre mich nicht mehr nur von Junkfood und fühle mich einfach vital und frisch. Und damit das auch so bleibt, werde ich weiterhin Sport treiben und mich gesund ernähren.

– C. V.

~

Ich war während der letzten zehn Jahre diversen Schadstoffen ausgesetzt, zum Beispiel Quecksilber, Bau- und Industrieabgasen sowie Schimmel. Ich hasste es, wie ich mich fühlte. Ich war geistig träge, mein Erinnerungsvermögen und meine Entscheidungsfähigkeit waren verlangsamt worden, und ich konnte nicht so schnell denken, wie ich es wollte. Ich wollte gereinigt werden von diesen Rückständen, meine Energie zurückerhalten und mich viel besser fühlen. Ich wusste, dass das Reinigungsprogramm das bewerkstelligen konnte.

Es war einfach erstaunlich. Als ich damit fertig war, konnte ich schnell denken, mich besser erinnern, konnte malen und schreiben und jeder beliebigen Tätigkeit mit viel höherer Geschwindigkeit nachkommen. Es veränderte mein Leben komplett.

Es war körperlich, geistig und spirituell lebensverändernd, und ich erlebe den Nutzen in all diesen Bereichen noch eineinhalb Jahre, nachdem ich es abgeschlossen habe. Ich empfehle dieses Programm jedem. Es ist das Beste, was ich je gemacht habe.

– Y. H.

~

Als Unternehmer für Anstrichtechnik war ich ständig Schadstoffen und Farbdämpfen ausgesetzt. Ich stellte über die Jahre fest, dass mein Energieniveau und meine geistige Klarheit und Schärfe zu sinken begannen.

Als ich das Reinigungsprogramm machte, konnte ich nicht glauben, was für eine Menge an Schadstoffrückständen ich ausschwitzte. Man konnte riechen, wie der Farbverdünner aus meinem Körper herauskam.

Während ich das Programm machte, bemerkte ich, wie meine Energie, meine geistige Klarheit und Schärfe zurückkehrten. Ich weiß nicht, was ich ohne es gemacht hätte!

– R. S.

~

Ich bin Künstler und habe etwa 45 Jahre lang gemalt. Ich liebe Öle als Medium. Aber man verwendet auch Terpentin und Leinöl, und ich erkannte nicht, dass die Dämpfe aus all diesen Chemikalien mich dermaßen negativ beeinflussten. Ich begann, manchmal Verfärbungen meiner Hände und meines Gesichts und Hustenanfälle zu bekommen.

Nach etwa einer Woche auf dem Reinigungsprogramm tropfte ich vor Schweiß und roch Terpentin und Leinöl. Es sickerte praktisch aus meinem Körper heraus! Ich bekam ein paar Hustenanfälle und konnte das Terpentin schmecken.

Ich konnte auch sehen, wie Farben wie gebrannte Siena und ungebrannte Umbra aus meinen Fingern kamen, und ich wusste, dass ich mit ihnen male, aber ist all das da drin gewesen?

Seit ich mein Programm abgeschlossen habe, fühle ich mich so viel vitaler. Meine Gedanken sind klarer, und ich fühle mich einfach besser. Ich begann auf einem ganz neuen Niveau zu malen, und die Klarheit meines Denkens und alles andere waren einfach so viel leichter. Ich befand mich nicht mehr in einem Nebel. Ich empfehle es jedem Künstler mit jedem Medium, denn wir sind alle mit Schadstoffrückständen belastet.

– V. M.

Als Make-up-Künstler verwendete ich allerlei Produkte an meinem Körper und in meinem Gesicht und erkannte nicht, dass diese Produkte eigentlich giftige Zutaten enthielten.

Während ich das Reinigungsprogramm machte, liefen sie alle aus und kamen aus meinem Körper heraus. Ich bekam Ausschläge und Juckreiz – ich wischte mir das Gesicht ab und konnte es tatsächlich am Handtuch sehen.

Ich hatte Strahlung von vergangenen Sonnenbränden.

Seit ich das Programm abgeschlossen habe, hat sich mein Leben völlig verändert. Ich bin ambitioniert, habe ein neues Geschäft angefangen und das Gefühl, dass das Programm mein Leben gerettet hat.

– C. Z.

Ich habe eine ausgiebige Drogenvergangenheit und arbeitete in früheren Berufen mit einer Menge Chemikalien. Es war schwer für mich, klar zu denken, was ich damit verglich, im Dunkeln die Schlüssel finden zu müssen.

Ich hatte auch Schwierigkeiten, mich zu konzentrieren und ließ mich leicht ablenken. Mein Energieniveau war recht niedrig und behinderte mich dabei, die vielen Dinge zu tun, die ich im Leben tun wollte. Ich fühlte mich einfach ständig so, als würde ich schlafen.

Seit ich das Reinigungsprogramm abgeschlossen habe, fühle ich mich wie ein anderer Mensch. Ich habe jetzt viel mehr Energie für die Dinge, die ich wirklich tun möchte. Ich kann mich viel leichter konzentrieren und geistig länger auf einem bestimmten Kurs bleiben. Auch kann ich viel klarer denken und Probleme mit Leichtigkeit lösen. Ich bin jetzt imstande, Situationen klarer zu erfassen, was mich dazu befähigt, viel leichter Lösungen zu finden.

– E. E.

~

Mein erster Gewinn begann nach zwei bis drei Tagen auf dem Programm. Nach dem Laufen bemerkte ich, dass ich klarer sehen konnte, ich konnte viel schneller denken und meine Handlungen waren viel schneller.

Etwa am vierten Tag des Programms begannen, Tränengasrückstände aus meinen Augen zu kommen. Ich war ihm vor vier oder fünf Jahren ausgesetzt gewesen und konnte es riechen, als es herauskam.

Als ich all das losgeworden war, ging ich nach draußen, und wow! Alles – meine Sichtweise verbesserte sich so sehr!

– V. I.

~

Vom ersten Tag an, als ich Niacin nahm, bekam ich die tollsten Sonnenbrandreaktionen zu sehen, von leuchtend roten Knien bis zu Spinnenbissen, die wieder auftauchten und dann verschwanden: das Gift einer australischen Qualle, die mir im Alter von sechs Jahren im Pazifischen Ozean begegnet war.

Als ich weitermachte, lief ich Rückstände von Aspirin aus, das ich früher genommen hatte, um „meine Kopfschmerzen loszuwerden", die im Alter von sieben Jahren angefangen hatten, bis hin zu weiteren Sonnenbränden und Strahlung, Zigarettenrauch als Passivraucher – all das bahnte sich im Verlauf des Programms seinen Weg hinaus.

Ich kann einfach sagen, dass ich jetzt gesäubert, gereinigt und nicht mehr Wirkung von den restimulierenden Auswirkungen all der angesammelten Verunreinigungen bin, die ich in meinem Körper hatte. Ich habe in jeder Hinsicht eine frische Einstellung zum Leben.

– S. F.

Hurra! Ich habe den Purif abgeschlossen. Es waren tolle zweieinhalb Wochen! Ich konnte förmlich die Reinigung meines Körpers und vor allem meines Geistes spüren und intensiv erleben.

Jeden Tag ein bisschen mehr. Ich fühle mich total befreit, habe glasklare Gedanken und erlebe meine Umgebung, meine Mitmenschen und einfach alles viel intensiver und offener.

Ich habe das Gefühl, dass meine Gedanken fliegen und es keine Grenzen mehr gibt.

Es gibt nichts mehr, was mich aufhalten kann auf meinem Weg. Ich fühle mich in der Lage, alles zu meistern! Jeder Mensch auf diesem Planeten muss dieses Programm erleben.

– M. H.

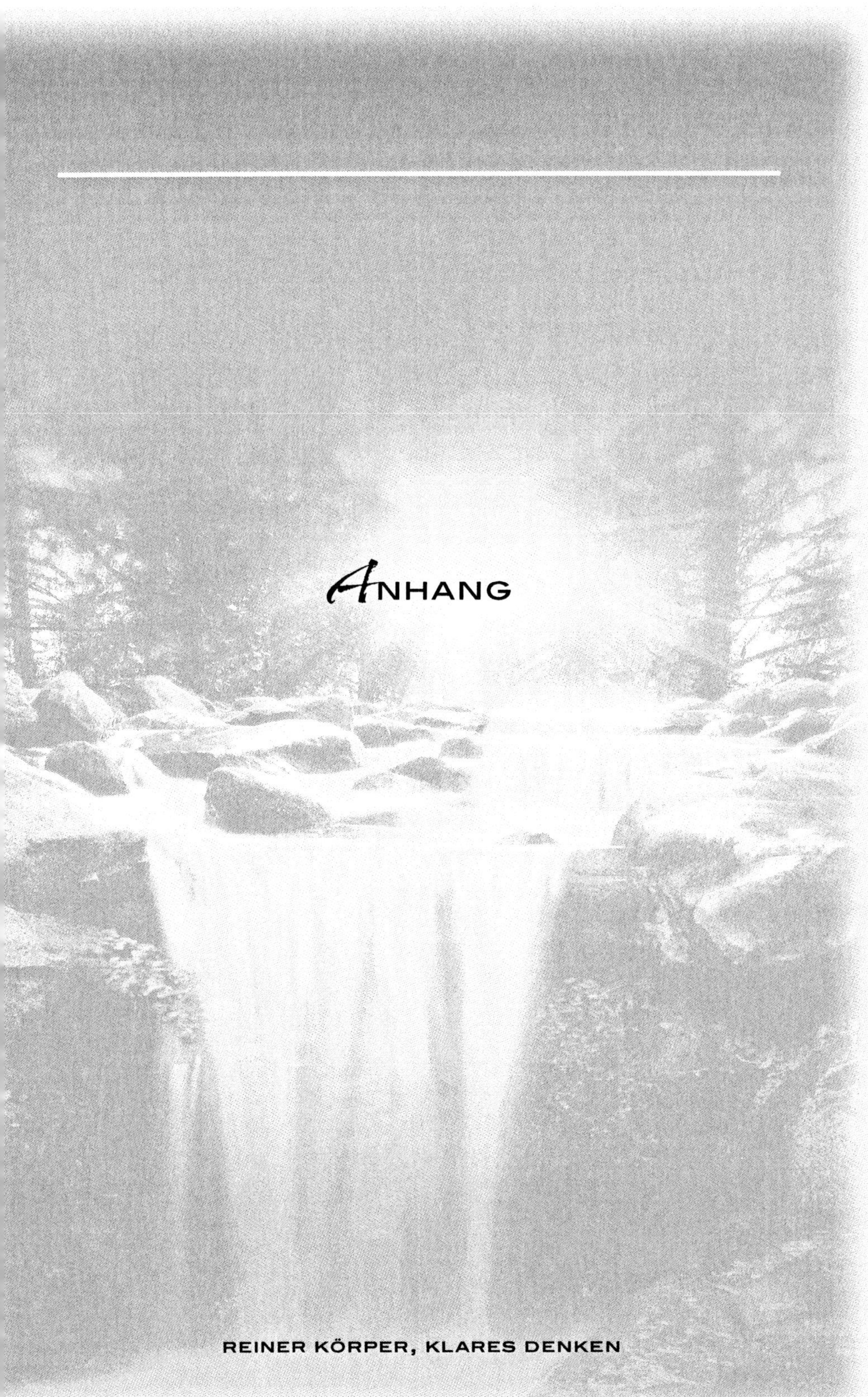

ANHANG

ANHANG

Weitere Werke

Bücher und Vorträge von L. Ron Hubbard

Die Materialien der Dianetik und Scientology umfassen das größte Informationsgefüge, das je über den Verstand, das geistige Wesen und das Leben zusammengetragen wurde. Während fünf Jahrzehnten der Forschung, Untersuchung und Entwicklung verbesserte und systematisierte L. Ron Hubbard es unablässig. Die Ergebnisse dieser Arbeit sind in Hunderten von Büchern und mehr als 3.000 aufgezeichneten Vorträgen enthalten. Eine vollständige Auflistung und Beschreibung von ihnen allen können von jeder Scientology Kirche oder Verlagsorganisation bezogen werden. (Siehe ***Guide zu den Materialien*** auf Seite 174.)

Dianetik ist ein Vorläufer und Teilbereich der Scientology. Auf den folgenden Seiten befinden sich die empfohlenen Bücher und Vorträge für Anfänger. Sie erscheinen in der Reihenfolge, wie L. Ron Hubbard sie geschrieben beziehungsweise gehalten hat. Ein chronologisches Studium dieser Bücher und Vorträge ist nicht zuletzt deshalb von Vorteil, weil dabei Wörter und Ausdrücke einbezogen werden, die L. Ron Hubbard bei ihrer ursprünglichen Verwendung mit beträchtlicher Genauigkeit definierte. Wenn Sie in der richtigen Reihenfolge studieren, können Sie sehen, wie das Fachgebiet Fortschritte machte, und es nicht nur besser verstehen, sondern auch auf Ihr Leben anwenden.

Das ist der Weg, um *zu wissen, wie man weiß;* so schließen Sie *sich* das Tor zu einer besseren Zukunft auf. Beschreiten Sie den Weg und machen Sie sich selbst ein Bild.

Dianetik Bücher und Vorträge

Dianetik: Die Ursprüngliche Studie • L. Ron Hubbards *erste* Beschreibung der Dianetik. Ursprünglich war das Buch als Manuskript im Umlauf, wurde schon bald vervielfältigt und von einem zum anderen weitergereicht. Die daraus resultierende Mundpropaganda erschuf eine solche Nachfrage nach weiterer Information, dass Hubbard beschloss, dass ein Buch die einzige Möglichkeit wäre, auf die Anfragen zu antworten. Dieses Buch war Dianetik: Der Leitfaden für den menschlichen Verstand, das jetzt zum unübertroffenen Selbsthilfe-Bestseller geworden ist. Finden Sie heraus, wie alles begann. Denn hier befinden sich die fundamentalen Grundlagen der Entdeckungen über die Dianetik: die *Ursprünglichen Axiome*, das *Dynamische Prinzip des Daseins*, der *Aufbau des Analytischen* und *Reaktiven Verstandes*, die *Dynamiken*, die *Tonskala*, der *Auditorenkodex* und die erste Beschreibung eines *Clears*. Und sogar noch mehr als das: Hier findet man die Hauptgesetzmäßigkeiten, die beschreiben, *wie* und *warum* Auditing funktioniert. Es steht nur hier in Dianetik: Die Ursprüngliche Studie.

Dianetik: Die Entwicklung einer Wissenschaft • Dies ist die Geschichte davon, *wie* L. Ron Hubbard den reaktiven Verstand entdeckte und die Verfahren für Auditing entwickelte, um ihn loszuwerden. Das Buch wurde ursprünglich für ein nationales Magazin geschrieben und erschien zur gleichzeitigen Veröffentlichung mit Dianetik: Der Leitfaden für den menschlichen Verstand – nach seiner Veröffentlichung setzte es praktisch über Nacht eine Bewegung in Gang, die sich wie ein Lauffeuer verbreitete. Hier findet man somit sowohl die Grundlagen der Dianetik als auch den einzigen Bericht von L. Ron Hubbard über seine zwei Jahrzehnte dauernde Entdeckungsreise und darüber, wie er wissenschaftliche Methodik anwandte, um die Rätsel und Probleme des menschlichen Verstandes zu lösen. Dies ist somit der Höhepunkt der 10.000 Jahre dauernden Suche des Menschen.

Dianetik: Der Leitfaden für den menschlichen Verstand • Der Blitz aus heiterem Himmel, der eine weltweite Bewegung in Gang setzte. Dieses Buch L. Ron Hubbards stellt einen Meilenstein dar und präsentiert die Entdeckung des *reaktiven Verstandes*, der die Ursache für das Leid des Menschen ist und ihn versklavt. Der reaktive Verstand ist die Quelle von Alpträumen, unbegründeten Ängsten, Verstimmungen und Unsicherheit. Hier ist die Methode, um ihn loszuwerden und das seit langem angestrebte Ziel, Clear, zu erreichen. Dies ist das vollständige Handbuch über das Dianetik Verfahren. Mit ihm können zwei beliebige durchschnittlich intelligente Leute die Ketten sprengen, die sie zu Gefangenen der Verstimmungen und Traumen der Vergangenheit machten. *Dianetik* ist seit mehr als einem halben Jahrhundert ein Bestseller mit Millionenauflage. Das Buch ist in über fünfzig Sprachen übersetzt und wird in mehr als 100 Ländern der Erde angewandt. Es ist unbestreitbar das meistgelesene und einflussreichste Buch über den menschlichen Verstand, das je geschrieben wurde. Und das ist der Grund, warum es für immer als *Buch Eins* bekannt sein wird.

DIANETIK-VORTRÄGE UND -DEMONSTRATIONEN • Gleich nach der Veröffentlichung von *Dianetik* begann L. Ron Hubbard vor vollen Auditorien in ganz Amerika Vorträge zu halten. Obwohl er sich an Tausende auf einmal wandte, wuchs die Nachfrage unaufhörlich. Um dieser Nachfrage gerecht zu werden, wurde seine Vorführung in Oakland, Kalifornien, aufgezeichnet. In diesen vier Vorträgen berichtet L. Ron Hubbard von den Ereignissen, die ihn zu seiner Untersuchung veranlassten und zu seiner persönlichen Reise zu seinen bahnbrechenden Entdeckungen. Er ließ dem Ganzen eine persönliche Demonstration von Dianetik Auditing folgen – die einzige erhältliche derartige Demonstration von Buch Eins. Sie ist für Dianetiker von unermesslichem Wert. *4 Vorträge.*

SELBST-PROZESSING

SELBSTANALYSE – *DAS GRUNDLEGENDE SELBST-PROZESSING-HANDBUCH* • Die Barrieren des Lebens sind eigentlich nur Schatten. Lernen Sie sich selbst kennen – nicht nur einen Schatten Ihrer selbst. Selbstanalyse, das die vollständigste Beschreibung des Bewusstseins enthält, führt Sie durch Ihre Vergangenheit und Ihre potenziellen Möglichkeiten, Ihr Leben. Unter Verwendung der Hubbard Tabelle der Einschätzung des Menschen und einer Reihe von Selbstuntersuchungen ermitteln Sie, wo Sie sich auf der Tonskala befinden. Indem Sie dann eine Reihe leichter, jedoch äußerst wirkungsvoller Prozesse verwenden, beginnen Sie das großartige Abenteuer der Selbstentdeckung. Zusätzlich enthält dieses Buch umfangreiche Prinzipien, die *jeden* Fall erreichen, vom niedrigsten bis zum höchsten – einschließlich Auditing-Techniken, die so wirkungsvoll sind, dass Hubbard in allen folgenden Jahren bis hin zu den höchsten Stufen wiederholt auf sie verweist. Kurz gesagt, dieses Buch bringt jemanden nicht nur die Tonskala hinauf, sondern ist imstande, eine Person aus praktisch allem herauszuholen.

HANDBUCH FÜR PRECLEARS – *DAS FORTGESCHRITTENE SELBST-PROZESSING-HANDBUCH* • Hier sind die Fünfzehn Akte von Selbst-Prozessing, die auf die Rehabilitierung von *Selbstbestimmung* ausgerichtet sind. Darüber hinaus enthält dieses Buch eine Reihe von Essays, welche die ausführlichste Beschreibung des *Idealen Zustandes des Menschen* angeben. Entdecken Sie, warum Verhaltensmuster zu etwas derart fest Fixiertem werden, warum Gewohnheiten scheinbar nicht abgelegt werden können, inwiefern vor langem getroffene Entscheidungen mehr Macht über eine Person haben als ihre heutigen Entscheidungen und warum jemand in der Gegenwart vergangene negative Erfahrungen behält. Alles ist klar in der Tabelle der Einstellungen dargestellt – ein Meilenstein, der die Hubbard Tabelle der Einschätzung des Menschen ergänzt –, die den idealen Seinszustand und die *Einstellungen* und *Reaktionen* einer Person auf das Leben festlegt. *Beim Selbst-Prozessing wird Das Handbuch für Preclears in Verbindung mit Selbstanalyse verwendet.*

Scientology Bücher

Theorie und Praxis

Scientology: Die Grundlagen des Denkens – *Das grundlegende Buch über die Theorie und Praxis der Scientology für Anfänger* • Wurde von Hubbard als das *Buch Eins der Scientology* bezeichnet. Nachdem er die Fachgebiete Dianetik und Scientology vollständig vereinigt und systematisiert hatte, folgte die Verfeinerung ihrer *Grundlagen.* Das Buch war ursprünglich als Resümee der Scientology zur Verwendung bei Übersetzungen in nicht-englische Sprachen veröffentlicht worden. Dieses Buch ist von unschätzbarem Wert für den beginnenden wie auch für den fortgeschrittenen Studenten, der den Verstand, die Seele und das Leben studiert. Man kann, nur mit diesem Buch ausgerüstet, eine Praxis eröffnen und praktisch an Wunder grenzende Veränderungen des Wohlergehens von Leuten, ihrer Fähigkeit und Intelligenz bewirken. Im Buch enthalten sind der *Aktionszyklus,* die *Zustände des Daseins,* die *Acht Dynamiken,* das *ARK-Dreieck,* die *Teile des Menschen,* die vollständige Analyse von *Leben als ein Spiel* und mehr, einschließlich exakter Prozesse, damit jeder die Prinzipien im Prozessing anwenden kann. Hier sind also, in nur einem Buch, die genauen Grundlagen der Scientology, zur Anwendung auf das gesamte Leben, sowie die Mittel, um die gesamte Kultur auf eine höhere Ebene zu heben.

Arbeit

Die Probleme der Arbeit – *Scientology auf den Bereich des Alltags angewandt* • L. Ron Hubbard beschrieb in diesem Buch Folgendes: Das Leben besteht zu sieben Zehnteln aus Arbeit, zu einem Zehntel aus Familie, zu einem Zehntel aus Politik und zu einem Zehntel aus Entspannung. Hier wird die Anwendung der Scientology auf diese sieben Zehntel des Daseins beschrieben, einschließlich der Lösungen für *Erschöpfung* und des *Geheimnisses der Leistungsfähigkeit.* Hier befindet sich auch die Analyse des Lebens selbst – eines Spiels mit exakten Regeln. Wenn Sie sie kennen, werden Sie Erfolg haben. Die Probleme der Arbeit enthält die Technologie, ohne die niemand leben kann, und sie kann von jedermann im Alltag direkt angewandt werden.

Lebensprinzipien

Scientology: Eine neue Sicht des Lebens • Scientology Grundlagen für jeden Aspekt des Lebens. Grundlegende Lösungen, die Ihnen die Verantwortung für Ihr Leben geben, Wahrheiten, auf die man immer wieder zurückgreifen kann: *Ist es möglich, glücklich zu sein?, Zwei Regeln für ein glückliches Leben, Persönliche Integrität, Die antisoziale Persönlichkeit* und vieles mehr. Sie werden in jedem Teil dieses Buches Scientology Grundlagen finden, die Zustände in *Ihrem* Leben beschreiben, und *exakte* Methoden, um sie zu verbessern.

UND SIE KÖNNEN L. RON HUBBARD BEGEGNEN,

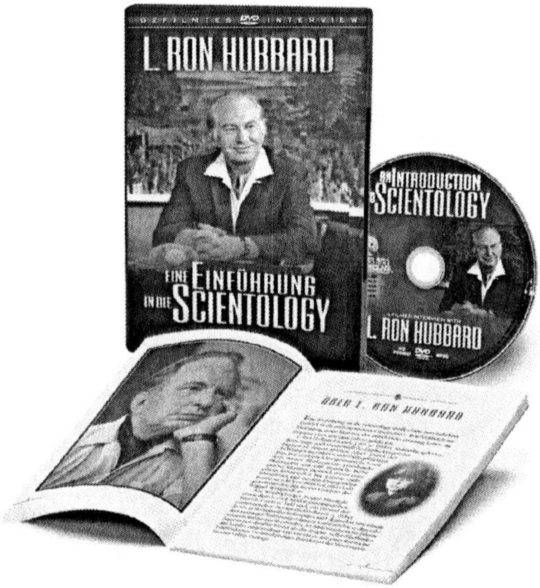

IN SEINEM EINZIGEN GEFILMTEN INTERVIEW

Was ist Scientology?

Welche praktische Verwendung hat Scientology für den Durchschnittsmenschen von der Straße?

Wie kann Scientology Menschen helfen, ihre Probleme zu bewältigen?

Warum ist der Mensch auf diesem Planeten und welches Ziel hat er hier?

Millionen von Menschen stellen derlei Fragen. In diesem einmaligen gefilmten Interview hat L. Ron Hubbard die Antworten darauf gegeben: was die *Triebfeder* für sein Streben war, dem Menschen zu helfen, seine schwer erarbeiteten *Entdeckungen*, welche die lang gesuchten Lösungen für die Rätsel des Verstandes und des Lebens lieferten, und wie er sorgfältig eine *Route* ausarbeitete, um neue Zustände des Seins und des Glücks zu erreichen – hier ist es, so wie L. Ron Hubbard es der Welt selbst erklärt hat.

Begegnen Sie dem Mann, der im Atomzeitalter eine neue Religion gegründet hat, eine Religion, die jetzt den Globus umspannt, eine Religion, welche die Erde verändert, eine Religion, die Wissenschaft und Religion schließlich vereinigt und somit ... eine Religion, der man nur den Namen *Scientology* geben konnte.

Besorgen Sie sich

Eine Einführung in die Scientology

Bei jeder Scientology Kirche oder direkt beim Verlag erhältlich
www.bridgepub.com · www.newerapublications.com

DIE
L. RON HUBBARD
SERIE

„Um das Leben wirklich zu kennen, muss man Teil des Lebens sein", sagte L. Ron Hubbard. „Man muss sich heranmachen und schauen; man muss in die Ritzen und Spalten des Daseins vordringen und man muss alle Arten und Typen von Menschen kennen gelernt haben, bevor man schließlich bestimmen kann, was der Mensch ist."

Während seiner langen und außergewöhnlichen Reise der Gründung der Dianetik und Scientology hat L. Ron Hubbard genau das getan. Von seiner abenteuerlichen Jugend in einem rauen und turbulenten amerikanischen Westen bis hin zu seiner weiten Reise durch das damals noch geheimnisvolle Asien; von seiner zwei Jahrzehnte währenden Suche nach dem Wesen des Lebens hin zum Triumph der Dianetik und Scientology – das sind die Geschichten, die in den biografischen Veröffentlichungen über L. Ron Hubbard gefunden werden.

L. Ron Hubbard: Bilder eines Lebens präsentiert einen fotografischen Überblick über L. Ron Hubbards große Reise. Diese Bilder wurden Hubbards eigener archivarischer Sammlung entnommen und vermitteln so sein Leben, wie er selbst es gesehen hat.

Die vielen Aspekte dieses reichen und vielseitigen Lebens werden dagegen in der L. Ron Hubbard Serie behandelt. Jede Ausgabe konzentriert sich auf ein spezifisches Metier L. Ron Hubbards: *Philanthrop, Philosoph, Dichter, Musiker, Fotograf* und viele mehr; es gehören auch seine veröffentlichten Artikel über *Freiheit* und seine persönlichen *Briefe und Tagebücher* dazu. Hier stellt sich das Leben eines Menschen dar, der im Zeitraum eines einzigen Lebens mindestens zwanzig Leben geführt hat.

Um weitere Informationen zu erhalten, besuchen Sie
www.lronhubbard.org

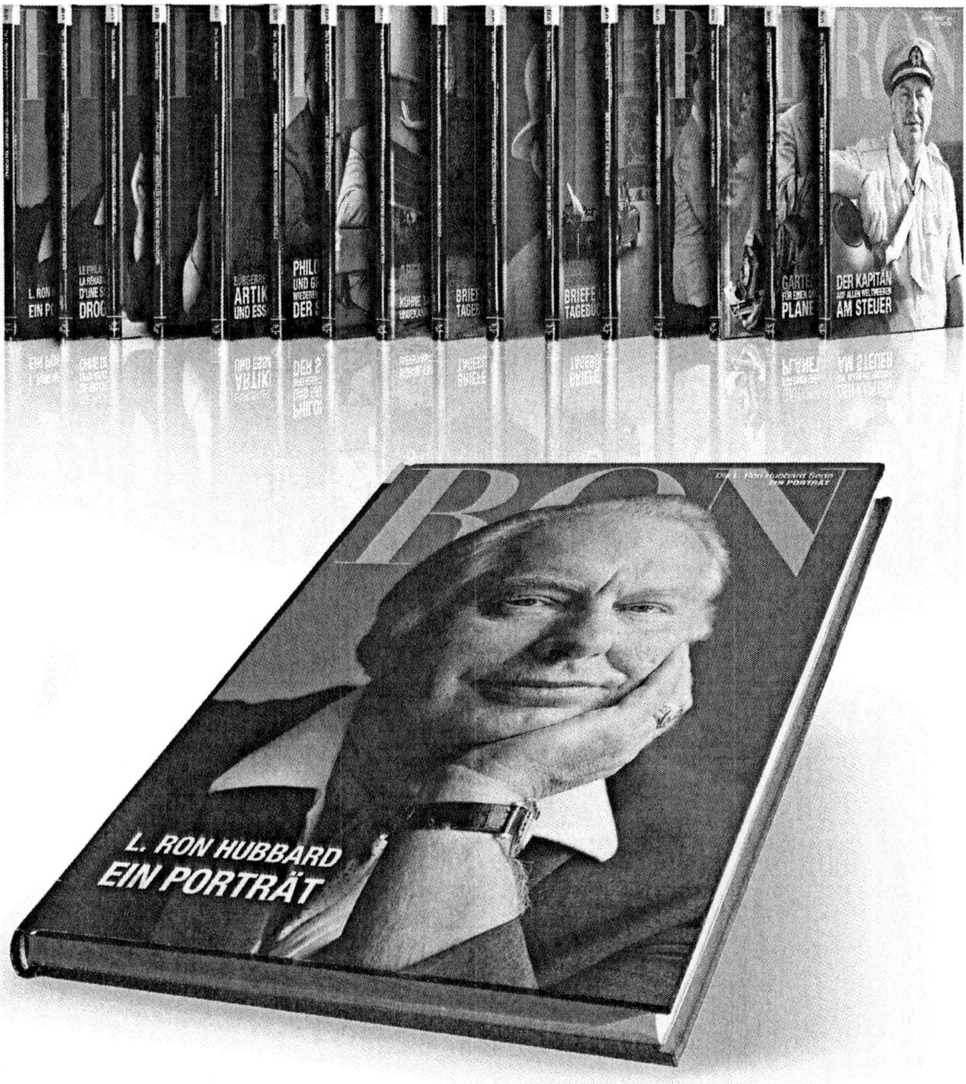
DER KAPITÄN
AUF ALLEN WELTMEEREN
AM STEUER
L. RON HUBBARD
EIN PORTRÄT

HOLEN SIE SICH IHREN KOSTENLOSEN

GUIDE ZU DEN MATERIALIEN

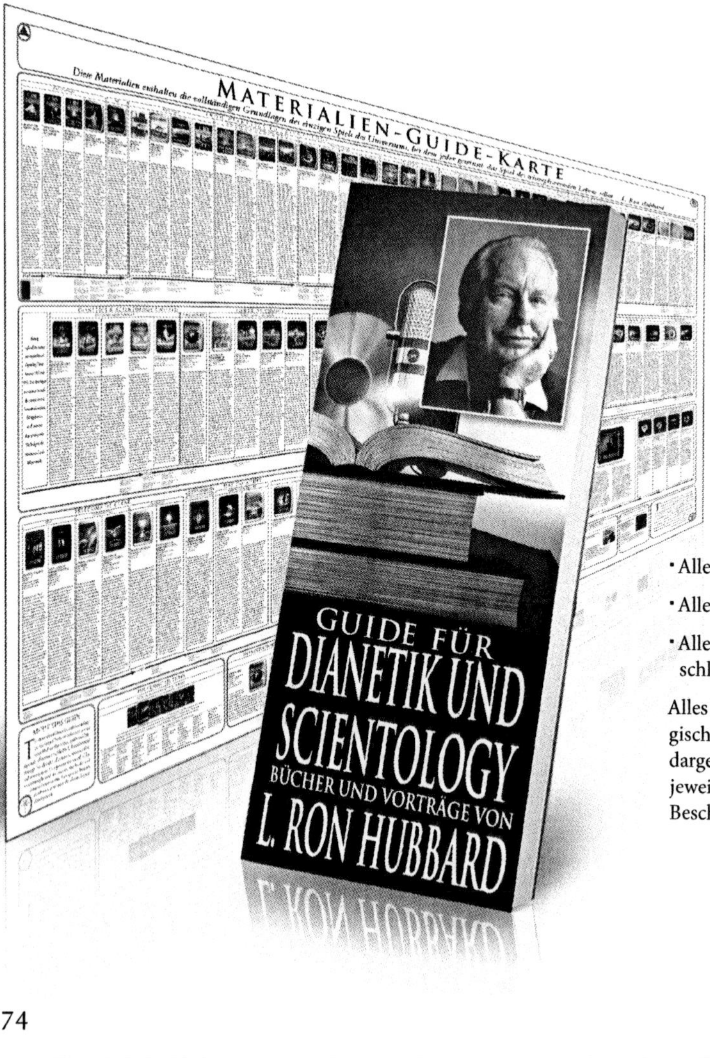

- Alle Bücher
- Alle Vorträge
- Alle Nachschlagewerke

Alles in chronologischer Reihenfolge dargestellt mit jeweils vollständigen Beschreibungen.

Sie sind Teil eines Abenteuers! Hier ist die Wegekarte.

Ihre Reise zu einem vollständigen Verstehen der Dianetik und Scientology ist das größte Abenteuer überhaupt. Aber Sie brauchen eine Karte, die Ihnen zeigt, wo Sie stehen und wohin Sie gehen.

Diese Karte ist die Materialien-Guide-Karte. Sie zeigt alle Bücher und Vorträge von L. Ron Hubbard mit einer vollständigen Beschreibung ihres Inhalts und Themas, sodass Sie genau das finden können, wonach *Sie* suchen und was *Sie* brauchen.

Die Neuausgaben jedes Buches beinhalten umfassende Glossare mit Definitionen für jeden technischen Ausdruck. Und als Ergebnis eines umfangreichen Übersetzungsprogramms werden Hunderte von Vorträgen L. Ron Hubbards auf CD erhältlich gemacht, samt Abschriften, Glossaren, Vortragsschaubildern, Diagrammen und Ausgaben, auf die er sich in den Vorträgen bezieht. Folglich erhalten Sie *sämtliche* Daten und können sie mit Leichtigkeit erlernen, wobei Sie nicht nur ein vollständiges *begriffliches* Verstehen gewinnen, sondern mit jedem Schritt des Weges zu höheren Zuständen persönlicher Freiheit aufsteigen.

Um Ihre KOSTENLOSE Materialien-Guide-Karte samt Buch zu bekommen oder L. Ron Hubbards Bücher und Vorträge zu bestellen, kontaktieren Sie:

Grossbritannien und Europa
New Era Publications International ApS
Smedeland 20
2600 Glostrup, Dänemark
www.newerapublications.com
Telefon: +800-808-8-8008
Fax: (0045) 33 73 66 33

USA und International
Bridge Publications, Inc.
5600 E. Olympic Boulevard
Commerce, California 90022 USA
www.bridgepub.com
Telefon: (001)-800-722-1733
Fax: (001)-323-953-3328

Bücher und Vorträge sind auch direkt bei Scientology Kirchen erhältlich.
Siehe ***Adressen.***

Adressen

Scientology ist heute die am schnellsten wachsende Religion auf der Erde. Es gibt Kirchen und Missionen in Städten auf der ganzen Welt und ständig bilden sich neue.

Um weitere Informationen zu erhalten oder die nächstgelegene Kirche zu finden, besuchen Sie die folgende Scientology Website:

www.scientology.de

E-Mail: info@scientology.org

Sie können auch an jede der Verlagsorganisationen schreiben, die auf der folgenden Seite aufgeführt sind; diese können Sie an eine der Tausenden von Kirchen und Missionen auf der ganzen Welt verweisen.

Die Bücher und Vorträge von L. Ron Hubbard können Sie bei jeder dieser Adressen oder direkt bei den Verlagsorganisationen beziehen, die auf der vorhergehenden Seite angegeben sind.

VERLAGS-ORGANISATIONEN:

EUROPA

NEW ERA PUBLICATIONS INTERNATIONAL ApS
Smedeland 20
2600 Glostrup
Dänemark
info@newerapublications.com

GROSSBRITANNIEN

CONTINENTAL PUBLICATIONS LIAISON OFFICE GROSSBRITANNIEN
NEW ERA® Publications
Großbritannien
Saint Hill Manor
East Grinstead, West Sussex
England, RH19 4JY
info@scientology.org.uk

AFRIKA

CONTINENTAL PUBLICATIONS LIAISON OFFICE AFRICA
Continental Publications Pty Ltd.
5 Cynthia Street
Kensington
Johannesburg 2094
Südafrika
info@scientology.org.za

AUSTRALIEN, NEUSEELAND UND OZEANIEN

CONTINENTAL PUBLICATIONS LIAISON OFFICE ANZO
NEW ERA Publications Australia Pty Ltd.
20 Dorahy Street
Dundas
New South Wales 2117
Australien
info@scientology.org.au

VEREINIGTE STAATEN

Bridge Publications, Inc.
5600 E. Olympic Boulevard
Commerce, Kalifornien 90022
info@bridgepub.com

KANADA

Continental Publications
Liaison Office Canada
793435 3rd Line
Mono EHS, Orangeville
Ontario L9W 2Y8
Kanada
info@scientology.ca

LATEINAMERIKA

Continental Publications
Liaison Office Latin America
Era Dinamica Editores
S.A. de C.V.
Fuente de Anahuac 1
Colonia Lomas de las Palmas
C.P. 52788, Huixquilucan
Estado de Mexico
Mexiko
info@scientology.org.mx

Erhalten Sie eine freie sechsmonatige Mitgliedschaft
in der International Association of Scientologists

Die International Association of Scientologists ist die Mitgliedschaftsorganisation aller Scientologen, die in der wichtigsten Aktion auf der Erde vereinigt sind.

Eine beitragsfreie sechsmonatige Einführungsmitgliedschaft wird jedem zuteil, der vorher keine Mitgliedschaft bei der Association hatte.

Als Mitglied haben Sie das Anrecht auf Vergünstigungen für Scientology Materialien, die nur IAS-Mitgliedern angeboten werden. Sie erhalten auch das Magazin der Association, *IMPACT*, das sechs Mal im Jahr herausgegeben wird und voll mit Neuigkeiten über die Scientology aus der ganzen Welt ist.

Der Zweck der IAS ist:

„Die Scientology Religion und Scientologen in allen Teilen der Welt zu vereinigen, zu fördern, zu unterstützen und zu schützen, damit die Ziele der Scientology, wie L. Ron Hubbard sie aufgestellt hat, erreicht werden.“

Schließen Sie sich der stärksten Bewegung für positive Veränderung an, die es heute auf dem Planeten gibt, die das Leben von Millionen von Menschen für eine höhere Wahrheit geöffnet hat, die in der Scientology enthalten ist.

Treten Sie der International Association of Scientologists bei.

Um sich für eine Mitgliedschaft
zu bewerben, schreiben Sie an die
International Association of Scientologists
c/o Saint Hill Manor, East Grinstead
West Sussex, England, RH19 4JY

www.iasmembership.org

Herausgeber-Glossar
von Wörtern, Fachausdrücken und Wendungen

Wörter besitzen oft mehrere Bedeutungen. Die hier benutzten Definitionen geben nur die Bedeutungen an, die das Wort gemäß seiner Verwendung in diesem Buch hat. Neben jeder Definition werden Sie die Seite finden, auf der das Wort zum ersten Mal erscheint, sodass Sie sich, wenn Sie wünschen, auf den Text beziehen können.

Dieses Glossar ist nicht zur Verwendung an Stelle von regulären Wörterbüchern gedacht, die man bei jedem Wort, Fachausdruck oder jeder Wendung benutzen sollte, die nicht im Folgenden aufgeführt sind.

– Der Herausgeber

abgestuft: in regelmäßige oder im richtigen Verhältnis zueinander stehende Stufen, Grade oder Intervalle aufgeteilt oder geordnet. Seite 72.

Ablagerung(en): eine Ansammlung von Material in einem Gewebe, einer Struktur oder einer Flüssigkeit des Körpers. Seite 21.

abrunden: (eine Zahl) zwar weniger genau, aber zweckmäßiger für Berechnungen machen, beispielsweise, indem man sie zur nächsten ganzen Zahl erhöht oder verkleinert. Seite 133.

Absperrung: eine zeitweilige Unterbrechung oder Sperrung. Seite 96.

abwägen: gründlich prüfen. Seite 103.

akut: heftig und kurz, im Gegensatz zu chronisch (lange andauernd; wird zur Bezeichnung eines Zustandes verwendet, der über einen langen Zeitraum hinweg andauert). Seite 155.

alkalisch: die Eigenschaften eines *Alkali* habend oder ein solches beinhaltend, eines Festkörpers, einer Flüssigkeit oder eines Gases, das sich gewöhnlich in Wasser löst. Aus Natron, Seife und Waschmittel gehen alkalische Lösungen hervor, wenn sie in Wasser aufgelöst werden. Wenn ein Alkali mit einer Säure gemischt wird, neutralisiert sich die Säure. Seite 66.

Alkoholkonsum: der Verzehr von Alkohol oder die Menge davon, die jemand verzehrt. Seite 12.

Allergie(n): ein Zustand, bei dem eine Person eine ungewöhnliche Empfindlichkeit gegen eine normalerweise harmlose Substanz zeigt, die dann, wenn sie eingeatmet, als Nahrung eingenommen oder in Kontakt mit der Haut gebracht wird, eine starke Reaktion seitens des Körpers der Person hervorruft. Seite 55.

allgegenwärtig: voll von; von etwas beeinflusst, dass sich verbreitet hat. Seite 9.

Allheilmittel: eine Antwort oder Lösung für alle Probleme oder Schwierigkeiten. Seite 11.

anabole Steroide: auch *Steroide* genannt, sind Arzneimittel, die das Muskel- und Knochenwachstum fördern (von *Anabolismus,* den Prozess im Körper, bei dem Körpergewebe aufgebaut wird). Steroide werden in der Medizin verwendet, um die Heilung zu fördern. Wenn sie aber für nichtmedizinische Zwecke von Athleten verwendet werden, um vorübergehend ihre Muskeln zu vergrößern, werden diese Arzneimittel als gefährlich angesehen und sind verboten. Seite 149.

Anämie: ein Zustand, bei dem die Anzahl der gesunden roten Blutkörperchen unterhalb von normal fällt. Rote Blutkörperchen nehmen in der Lunge Sauerstoff auf und transportieren diesen überall im Körper zum Gewebe. Bei einer blutarmen Person kann das Blut dem Gewebe nicht genug Sauerstoff zuführen. Somit fühlt die Person sich schwach oder müde oder leidet unter Kurzatmigkeit. Seite 33.

Anfälligkeit: ein Zustand, der jemanden für Leiden und Krankheit empfänglich macht oder die Veranlagung dafür zeigt. Seite 47.

angeführt: erwähnt, vorgebracht. Seite 103.

angelsächsisches System der Gewichte und Maßeinheiten: Bezieht sich auf die *Maßeinheiten,* die in den Vereinigten Staaten verwendet werden (Unzen, Pfund, Yards usw.). Es waren die frühen Siedler, die dieses System von England in die USA brachten, wo es der Standard für Maße geblieben ist. Seite 133.

angesichts: im Hinblick auf (etwas). Wird verwendet, um den Grund für eine Entscheidung, Handlung oder Situation einzuleiten. Seite 28.

Anhang: ein Abschnitt von zusätzlichen Informationen am Ende eines Buches oder eines Dokuments. Seite 95.

Anregungsmittel: Bezieht sich auf alles, was vorübergehend die Aktivität eines lebenswichtigen Vorgangs oder eines Organs erhöht – insbesondere auf jegliche Nahrungsmittel, Getränke oder andere Wirkstoffe, die vorübergehend die Aktivität eines solchen Vorgangs oder Organs erhöhen. Seite 10.

Ansprüche: Behauptungen, dass etwas eine Tatsache sei. Seite i.

anstrengend: große Mühe oder Energie erfordernd oder dadurch gekennzeichnet. Seite 33.

Antidepressiva: die Bezeichnung, die einer Gruppe von Arzneimitteln gegeben wurde, die von Psychiatern und Ärzten verschrieben werden, um „Depressionen“ (die Bezeichnung, die Traurigkeit oder emotionaler

Zurückgezogenheit gegeben wurde) zu behandeln. Antidepressiva verursachen eine ganze Reihe von Symptomen, angefangen von Appetitlosigkeit bis hin zu Erschöpfung. Antidepressiva stumpfen die Emotionen einer Person ab und erzeugen oft gleichzeitig einen sehr erregten Zustand. Nebenwirkungen sind nicht nur Schwindelgefühle, Ohnmachtsanfälle, schwere Kopfschmerzen, erhöhter Blutdruck, Schlafstörungen und sexuelle Funktionsstörungen, sondern auch Mord- und Selbstmordgedanken und entsprechendes Verhalten. Seite 149.

Apfelessig: Essig, der aus Äpfeln gewonnen wird. *Essig* ist eine sauer schmeckende Flüssigkeit, die verwendet wird, um Nahrungsmitteln eine Geschmacksrichtung zu geben oder diese zu konservieren. Seite 132.

Äquivalent: etwas, das etwas anderem entspricht oder ihm gleichwertig ist. Seite 133.

Arsen: ein silberweißes, sprödes, hochgiftiges chemisches Element. Es wird in einer großen Anzahl von Produkten verwendet, angefangen bei Glas und Blei bis hin zu militärischen Giftgasen und Insektenvernichtungsmitteln. Meistens ist es in großen Dosen tödlich, aber wiederholtes Einatmen der Gase oder von Staub kann ebenfalls tödlich sein, weil sich diese im Körper ansammeln. Seite 10.

Asbest: ein Mineral, das im Bauwesen eingesetzt wurde, bis man entdeckte, dass es bestimmte Krebsarten verursacht. Asbest wurde wegen seiner Hitzebeständigkeit als Isolierung und Feuerschutz eingesetzt. Seite 12.

Aspekt: eine der verschiedenen Facetten oder Seiten (von etwas); ein Stadium oder Teil (eines Ganzen). Seite 13.

Aspirin: ein Medikament, das verwendet wird, um Schmerzen, Fieber und Schwellungen abzuschwächen. Seite 107.

Asthma: eine chronische Erkrankung, die durch Keuchen, Husten, Atembeschwerden und ein Gefühl des Erstickens gekennzeichnet ist. Asthma wird gewöhnlich durch eine Allergie verursacht. Seite 153.

Atemschutzgerät: ein Gerät, das über Nase und Mund gebracht wird, um schädliche Stoffe herauszufiltern, damit diese nicht eingeatmet werden. Seite 154.

äther-ähnlich: wie *Äther,* eine farblose Flüssigkeit mit einem angenehmen Geruch. Sie wird als Lösungsmittel gebraucht und wurde früher als ein Narkosemittel benutzt. Seite 71.

atmosphärische Gifte: jedes Gift, das in der Atmosphäre an einem bestimmten Ort vorhanden ist. Ein Beispiel für ein atmosphärisches Gift wäre eine toxische Chemikalie, die in einer Stadt von einer Fabrik aus in die Luft ausströmt und die Atmosphäre für alle in der Stadt vergiftet. Seite 7.

Atomenergie: Bezieht sich auf Energie, die erzeugt wird, wenn der zentrale Teil (Kern) eines Atoms gespalten wird. Die Teile des Kerns treffen dann auf andere Atomkerne und bewirken, dass diese sich spalten. Auf diese Weise wird eine Kettenreaktion hervorgerufen, die von einer erheblichen Energieentladung begleitet wird. Atombomben, wie sie im Atomkrieg verwendet werden, erzeugen Atomenergie. In Kraftwerken findet man eine andere Art von Atomenergie. Obwohl die Energie für gute Zwecke verwendet wird, kann sie, wenn es eine undichte Stelle gibt, höchst gefährlich für diejenigen sein, die in den Kraftwerken arbeiten. Seite 14.

Atrophie: Schrumpfung oder Schwächung eines Organs oder Körperteils, gewöhnlich durch Verletzung, Krankheit oder Mangel an Nutzung verursacht. Seite 10.

aufflammen: (von einer Krankheit) plötzlich wieder auftreten. Seite 70.

aufgefasst: auf eine bestimmte Art ausgelegt oder verstanden, oft anders, als etwas wirklich ist. Seite i.

„Aufmerksamkeitsdefizit": eine psychiatrische Bezeichnung, die Personen (hauptsächlich Kindern) gegeben wird, bei denen man die Ansicht vertritt, sie hätten ein Defizit (einen Mangel) an Fähigkeit, ihre Aufmerksamkeit zu konzentrieren. *Siehe auch* **Ritalin.** Seite 103.

aufspalten: der Vorgang, bei dem eine Substanz in einem chemischen Prozess in Teile zerfällt oder sich zu einer anderen Form hin ändert. Seite 20.

Augen, in (jemandes): nach jemandes Meinung, Einschätzung oder Urteil, von jemandes eigenem Gesichtspunkt aus gesehen. Seite 150.

ausgeschieden: entfernt oder losgeworden. Seite 22.

ausgesetzt sein, (etwas): gezwungen, etwas (Unangenehmes) zu erleben oder zu ertragen. Seite 7.

Ausscheidungsvorgänge: die Vorgänge, bei denen etwas aus dem Körper entfernt wird. Bezieht sich auf die normalen Wege (wie beispielsweise die Poren der Haut), durch die ein Körper unerwünschte Partikel loswird, die sich in ihm befinden. Seite 21.

Ausschwitzen: der Vorgang, Verunreinigungen aus dem Körper zu lösen und zu beseitigen, während man in einer Sauna ist, oder die Zeitperiode, in der das geschieht. Seite 23.

austauschen: etwas geben und etwas anderes, das besser oder passender ist, als Ersatz dafür erhalten. Im übertragenen Sinne verwendet. Seite 59.

Autopsie: die medizinische Untersuchung eines toten Körpers, um die Ursache und Umstände des Todes festzustellen. Seite 22.

Bakterien: einzellige Mikro-Organismen (Organismen, die nur unter einem Mikroskop gesehen werden können). Einige verursachen ansteckende Krankheiten. Seite 47.

Ballaststoffe: die rauen, faserigen Bestandteile von Getreide, Obst und Gemüse, die gewöhnlich unverdaut durch den Körper gehen. Ballaststoffe zu essen soll die Verdauung unterstützen und helfen, den Darm zu reinigen. Seite 49.

Beine kommen, auf die: wieder gesund werden. Seite 152.

B_1: ein Vitamin, das in grünen Erbsen, Bohnen, Eigelb, Leber und der Randschicht von Getreidekörnern vorkommt. Es unterstützt die Aufnahme von Kohlehydraten und ermöglicht es, dass die Kohlehydrate ihre Energie freisetzen, die für die Zellfunktion erforderlich ist. *Kohlehydrate* gehören zu einer der drei Hauptklassen von Nahrungsmitteln (die anderen sind Fette und Protein), die dem Körper Energie liefern. Seite 12.

beispielhaft: typisch für etwas, besonders für eine Klasse oder Art. Seite 145.

bereinigen: schädliche Einflüsse oder Elemente (aus dem Inneren von etwas) ausmerzen. Seite 16.

Beruhigungsmittel: auch *Sedativum* genannt, **1.** bestimmte Arzneimittel, die angeblich als beruhigende Wirkstoffe gegeben werden, um verschiedene emotionale Zustände zu kontrollieren. Seite 7.
2. ein Medikament oder Wirkstoff mit der Wirkung, die Muskel- oder Nerventätigkeit zu verlangsamen. Seite 11.

beschichtet: mit einer dünnen Schicht aus Gold, Silber usw. überzogen, wie beispielsweise zu dekorativen Zwecken. Seite 12.

bestätigt, sich: als wahr bewiesen; bekräftigt. Seite 14.

Beweggrund: Motiv, das zu einer Handlung veranlasst. Seite 28.

bewusstseinsverändernd: deutliche Veränderungen in der Stimmung, den Wahrnehmungen, dem Verhalten oder den Denkmustern hervorrufend. Seite 11.

Biochemie: das wissenschaftliche Studium chemischer Substanzen, Prozesse und Reaktionen, die in lebenden Organismen stattfinden. Seite 45.

Biochemiker: jemand, der in *Biochemie* ausgebildet ist und in diesem Bereich arbeitet, dem wissenschaftlichen Studium der chemischen Substanzen, Vorgänge und Reaktionen, die in lebenden Organismen auftreten. Seite 55.

biochemisch: die chemischen Eigenschaften, Reaktionen und Phänomene von lebender Materie betreffend. Seite 22.

biophysikalisch: Bezieht sich auf die Anwendung von Methoden, um die Fähigkeit einer Person zu verbessern, mit ihrem Körper und der Umgebung umzugehen. Seite 27.

Bioplasma: der Markenname von Zellsalzen, den der Biochemiker Dr. Wilhelm Schuessler geschaffen hat. Im Jahre 1873 legte er eine Rezeptur aus zwölf Mineral-Kombinationen fest, die der Körper in der richtigen Ausgewogenheit in all seinen Zellen verwendet. Diese Mineralstoffe unterstützen die normale Funktion und Gesundheit von Körpergewebe. Zellsalze werden üblicherweise in Form von Tabletten eingenommen, die sich unter der Zunge auflösen. Seite 41.

B-Komplex (Vitamin): eine Gruppe wasserlöslicher Vitamine, die man in Hefe, Eiern, Leber und Gemüse findet. Sie sind notwendig für normales Körperwachstum und Nervenfunktionen. Seite 45.

Blutarmut leiden, an: Anämie haben. *Siehe auch* **Anämie.** Seite 33.

Blutkreislauf: die Bewegung des Blutes durch den Körper. Seite 20.

Blutzucker: der Spiegel, die Menge oder Konzentration von Glukose im Blut. *Glukose* ist ein einfacher Zucker, der eine wichtige Energiequelle bei lebenden Organismen darstellt. Ein Blutzuckerspiegel, der höher als normal ist, kann den Nerven, die die Herzgeschwindigkeit steuern, Schaden zufügen, was manchmal zu einem zu schnellen Herzschlag führt. Seite 153.

Bronchial-: mit den Röhren (Bronchien) zu tun habend, durch welche die Luft von der Luftröhre zur Lunge gelangt. Entzündung der Bronchien ist als *Bronchitis* bekannt. Seite 70.

C: ein wasserlösliches Vitamin, das man in Zitrusfrüchten, Tomaten, rohen Zwiebeln, rohen Kartoffeln und in grünem Blattgemüse antrifft. Es fördert gesundes Zahnfleisch und gesunde Zähne, hilft bei der Aufnahme von Mineralstoffen, unterstützt die Wundheilung sowie die Vorbeugung und Behandlung der gewöhnlichen Erkältung. Vitamin C reagiert mit beliebigen Fremdsubstanzen, die das Blut erreichen, hilft, den Organismus zu entgiften, und beugt toxischen Reaktionen vor, die von Drogen ausgehen. Seite 45.

Chaos: ein Zustand vollständiger Verwirrung oder Unordnung; völliger Mangel an Organisation oder Ordnung. Seite 100.

Chemie: der Zweig der Wissenschaft, der sich mit der Identifizierung von Stoffen befasst, aus denen sich Materie zusammensetzt; die Untersuchung ihrer Eigenschaften und der Art, wie sie untereinander reagieren, wie sie sich miteinander verbinden und sich verändern; und die Verwendung dieser Prozesse, um neue Stoffe zu bilden. Seite 107.

Chemikalien: einfache oder komplexe Substanzen, welche die Bausteine von Materie bilden. Seite 9.

chemische Kriegsführung: Militäroperationen, an denen giftige Gase und Chemikalien als Waffen beteiligt sind. Seite 9.

chemisch orientiert: auf die Verwendung von Chemikalien ausgerichtet oder damit in Zusammenhang stehend. *Chemikalien* sind einfache oder komplexe Substanzen, welche die Bausteine von Materie sind. Seite 7.

Chiropraktiker: jemand, der beruflich *Chiropraktik* betreibt. Die Chiropraktik ist ein therapeutisches System, das auf der Theorie beruht, dass Krankheiten durch ein Fehlen normaler Nervenfunktionen herbeigeführt werden. Die Behandlungsmethode besteht darin, Einfluss auf das Körpergefüge zu nehmen und es besonders auszurichten (wie z. B. die Wirbelsäule), und nötigenfalls physikalische Therapie einzusetzen, um die richtige Stellung wiederherzustellen. Seite 149.

chlorhaltig: mit Chlor behandelt, insbesondere, um schädliche Organismen zu töten. *Chlor* ist ein giftiges chemisches Element, das in kleinen Mengen in vielen alltäglichen Gegenständen verwendet wird, wie z. B., um Bakterien im Trinkwasser abzutöten und um zu verhindern, dass in Schwimmbecken Algen wachsen. Es wird auch in der Produktion von Papier, von Desinfektionsmitteln, in Nahrungsmitteln, Insektenvernichtungsmitteln, Farben, Kunststoffen, Pharmazeutika und vielen anderen Produkten verwendet. Seite 71.

chronologisch: in zeitlich geordneter Reihenfolge. Seite 165.

Cocktail: eine (unangenehme oder gefährliche) Mischung von Substanzen oder Faktoren. Seite 149.

Dämpfe: Gase mit strengem, unangenehmem Geruch, die einzuatmen gefährlich ist. Seite 157.

Darmwand: der *Darm* ist ein langer Schlauch im Körper zwischen dem Magen und dem After, der Nahrungsmittel verdaut und aufnimmt. *Darmwände* sind die Gewebeschichten, aus denen er besteht. Seite 66.

Defätismus, Mittel zur Schaffung von: ein Weg, um Menschen leicht zum Aufgeben zu bringen oder sich einer Niederlage nicht länger zu widersetzen, weil sie überzeugt sind, dass eine weitere Anstrengung nutzlos wäre (zu keinem Ergebnis führen würde). Seite 9.

dehydriert: gekennzeichnet durch fehlendes Wasser im Körper als Ergebnis davon, dass man Körperflüssigkeit verliert oder dass einem Flüssigkeit fehlt. Seite 40.

Delirium tremens: ein Zustand, der durch übermäßigen und langen Alkoholgenuss verursacht wird und durch Halluzinationen, geistige Verwirrung, Ruhelosigkeit, Schwitzen und Zittern charakterisiert ist. Seite 46.

Derivat: eine Substanz, die aus einer anderen Substanz gewonnen wird oder die man als von einer anderen Substanz stammend ansieht. Seite 14.

deutlich: markant, in bedeutendem Maße. Seite 48.

Diagnose: das Verfahren zur Bestimmung der Eigenschaft und der Umstände einer Krankheit oder Störung. Dies wird mittels Gespräch, körperlicher Untersuchung, medizinischer Tests und anderer Vorgänge gemacht. Es ist auch die aus einer solchen Untersuchung hervorgegangene Entscheidung. Seite 203.

Dianetik: *Dianetik* bedeutet „durch den Verstand" oder „durch die Seele" (vom griechischen *dia* = „durch" und *nous* = „Verstand" oder „Seele"). Sie ist ein System koordinierter Axiome, die Probleme lösen, welche das menschliche Verhalten und psychosomatische Krankheiten betreffen. Sie kombiniert eine funktionierende Technik und eine gründlich geprüfte Methode, um Vernunft zu erhöhen, indem ungewollte Empfindungen und unangenehme Gefühle ausgelöscht werden. Seite 165.

Diät-: Wird benutzt, um ein Nahrungsmittel oder ein Getränk zu bezeichnen, das für Menschen gedacht ist, die Gewicht zu verlieren versuchen, gewöhnlich, weil es wenig *Kalorien* (Brennwert) oder Fett hat oder weil es einen Zuckerersatz enthält. Seite 13.

Dieselmotor: eine spezielle Art eines starken Motors, der in manchen Autos, hauptsächlich aber in Lastwagen eingesetzt wird. Der Dieselmotor wurde vom deutschen Ingenieur und Erfinder Rudolf Diesel (1858–1913) erfunden. Seite 154.

Dioxin: eine hochgiftige Chemikalie, die in einigen Pestiziden und Entlaubungsmitteln enthalten ist und Krebs sowie Geburtsfehler verursacht. Seite 13.

disziplinarisch: die Einhaltung von Regeln nachdrücklich durchsetzend. Seite 104.

Dosierung(en): eine Menge von etwas, gewöhnlich einem Vitamin, Arzneimittel oder einer Droge, das/die über einen bestimmten Zeitraum regelmäßig eingenommen wird. Seite i.

dreidimensional: die drei messbaren Ausdehnungen (Dimensionen) von Tiefe, Breite und Höhe aufweisend oder scheinbar aufweisend. Ein Würfel ist dreidimensional. Ein Quadrat ist hingegen zweidimensional und hat nur Länge und Breite. Seite 24.

Drogenabhängigkeit: ein Zustand, in dem jemand gesundheitsschädliche Drogen zu sich nimmt und unfähig ist, damit aufzuhören. Seite 9.

Drogenrundown: Wird nach dem Reinigungs-Rundown gemacht und befreit jemanden von den Auswirkungen seines Drogenkonsums. Indem der mentale und geistige Schaden angesprochen wird, der durch den Drogenkonsum zustande kam, erfährt man beachtliche Erleichterung und Expansion als geistiges Wesen. Das Ergebnis ist jemand, der von den mentalen und geistigen Auswirkungen von Drogen, Medikamenten und Alkohol befreit ist. *Siehe auch* **Rundown.** Seite 19.

Drüse(n): eine Zellansammlung oder ein Organ im Körper, das bestimmte chemische Substanzen zur Verwendung im Körper erzeugt. Zum Beispiel erzeugen die Nebennieren Adrenalin, ein Hormon, das als Reaktion auf körperlichen oder seelischen Stress in den Blutkreislauf abgegeben wird, wie beispielsweise bei Furcht vor Verletzung. Es setzt viele körperliche Reaktionen in Gang, u. a. die Anregung der Herztätigkeit und die Erhöhung des Blutdrucks. Seite 48.

durchsetzt: überall (in etwas) verteilt; in jedem Teil betroffen. Seite 8.

einschalten: verursachen, dass etwas seine Wirkung auszuüben beginnt, wie mit Hilfe eines Schalters, Knopfes oder Ventils; aktivieren. Seite 54.

Eisen: ein Mineral, das für die gesunde Funktion des Körpers unverzichtbar ist. Das meiste Eisen im Körper findet sich in den roten Blutzellen, wo es zur Unterstützung des Transports von Sauerstoff zwischen dem Blut und dem übrigen Körper benötigt wird. Zu den ersten Anzeichen für Eisenmangel zählen Abgespanntheit, Schwäche, Erschöpfung und eine verringerte Fähigkeit zu körperlicher Tätigkeit. Seite 126.

eiserne Männer und hölzerne Schiffe: Bezieht sich auf die frühen Marinen. Der hölzerne Rumpf und die Segel ihrer Schiffe erforderten Seeleute, die körperlich stark waren und einen „eisernen" Willen hatten. Seite 108.

Element: alles, ob materiell oder geistig, was einen Teil eines Ganzen bildet. Seite 8.

elementar: bestehend aus einem einzelnen chemischen Element (einem aus einer Gruppe von Stoffen, die durch chemische Mittel nicht in einfachere Stoffe zerlegt werden können) in ungebundener Form. Seite 131.

empirisch: so, dass es auf konkreten Fakten oder praktischer Erfahrung beruht, nicht nur auf theoretischen Annahmen. Seite 103.

endokrin: von oder hervorgerufen durch das *endokrine System,* ein System von Drüsen, die dem Nervensystem helfen, verschiedene körperliche Aktivitäten zu regulieren, u. a. Wachstum, Entwicklung und Fortpflanzung sowie die richtige chemische Zusammensetzung des Blutes und die Reaktionen des Körpers auf Stress. Seite 48.

Endphänomene: Indikatoren, die vorhanden sind, wenn eine Aktion vollständig und korrekt abgeschlossen wurde. *Phänomene* ist die Mehrzahl von *Phänomen,* einem beobachtbaren Umstand oder Ereignis. Seite 85.

Entgiftung: die Handlung, ein Gift oder die Auswirkung eines Giftes aus etwas zu entfernen, wie z. B. aus dem eigenen Körper. Seite 8.

entladen: ein Verschwinden (von etwas), sodass man davon frei oder es los ist. Seite 73.

Entzug: ein Zeitraum, in dem jemand, der drogenabhängig war, keine Drogen mehr nimmt, was bewirkt, dass er schmerzhafte körperliche und geistige Reaktionen erlebt, die als Entzugserscheinungen bekannt sind. Seite i.

Entzündungshemmer: Medikamente, die dahingehend wirken, bestimmte Entzündungserscheinungen zu verringern, zum Beispiel Schwellungen,

Schmerzempfindlichkeit, Fieber und Schmerzen. Aspirin ist zum Beispiel eine Art Entzündungshemmer. Seite 149.

Ernährung: der Prozess, bei dem alles Lebendige die Nahrung aufnimmt, die erforderlich ist, um zu wachsen und gesund zu sein. Seite 1.

Erschöpfung: extreme Müdigkeit. Seite 40.

erwiesen: sich als wahr herausgestellt haben. Seite 8.

essenzielle Fettsäuren: *Fettsäuren* sind die wichtigsten Bausteine aller Fette und Öle, sowohl in Nahrungsmitteln als auch im Körper. Sie sind die Hauptbestandteile des Fettes, das in den Fettzellen gespeichert ist, die als wichtige Quellen gespeicherter Energie dienen. Sie sind auch die Hauptbestandteile der Membranen, die alle Zellen umgeben, und spielen eine Schlüsselrolle bei Aufbau und Erhaltung aller gesunden Zellen. *Essenzielle Fettsäuren* sind diejenigen, die der Körper nicht selbst herstellt, sondern aus der Nahrung beziehen muss. Seite 61.

ethisch: mit vereinbarten Prinzipien im Hinblick auf korrektes moralisches Verhalten zu tun habend. Seite 11.

Extrakt: eine Substanz, die unter Verwendung eines industriellen oder chemischen Prozesses aus einer Verbindung herausgelöst wurde. Seite 14.

Extremitäten: diejenigen Körperteile, die sich am weitesten von der Mitte entfernt befinden, besonders Hände und Füße. Seite 71.

Faktor(en): ein Umstand, eine Tatsache oder ein Einfluss, der oder die zu einem Zustand, einer Situation oder einem Ergebnis beitragen. Seite 1.

Fall: **1.** sich in einer bestimmten Weise darstellende Angelegenheit, Sache, Erscheinung. Seite 11.
2. jegliche Person oder Sache, die eine offizielle oder formelle Beobachtung, Untersuchung, Studie usw. erfordert oder sich ihr unterzieht. Seite 100.

Fallgeschichte(n): ausführliche Berichte über die Fakten, welche die Entwicklung oder den Zustand einer Person beeinflussen, die in Behandlung ist oder mit der man sich befasst. Seite 69.

Feindseligkeit: unfreundliche oder aggressive Gefühle oder derartiges Verhalten. Seite 10.

Fett(e): eine der drei Hauptklassen von Nahrung (die anderen sind Proteine und Kohlehydrate), die dem Körper Energie geben. Fette stellen ihm eine hoch konzentrierte Quelle von Energie für die Zellen zur Verfügung; sie dienen als Bausteine für die Membrane, die jede Zelle im Körper umgeben, und sie helfen dem Blut zu gerinnen, und dem Körper, bestimmte Vitamine aufzunehmen. Fette kommen in Nahrungsmitteln vor, die von sowohl Tieren als auch Pflanzen stammen. Seite 20.

Fettgewebe: eine Art Körpergewebe, in dem Fett als Energiequelle eingelagert ist; es polstert auch lebenswichtige Organe und umgibt sie mit einer Schutzschicht. Seite 20.

Fettsäuren, (essenzielle): *Fettsäuren* sind die wichtigsten Bausteine aller Fette und Öle, sowohl in Nahrungsmitteln als auch im Körper. Sie sind die Hauptbestandteile des Fettes, das in den Fettzellen gespeichert ist, die als wichtige Quellen gespeicherter Energie dienen. Sie sind auch die Hauptbestandteile der Membranen, die alle Zellen umgeben, und spielen eine Schlüsselrolle bei Aufbau und Erhaltung aller gesunden Zellen. *Essenzielle Fettsäuren* sind diejenigen, die der Körper nicht selbst herstellt, sondern aus der Nahrung beziehen muss. Seite 61.

Film: wortwörtlich eine dünne Lage, die eine Oberfläche bedeckt. Im übertragenen Sinne bezieht er sich auf etwas, das wie eine dünne Abdeckung wirkt, die eine verschwommene Sicht bewirkt. Seite 151.

Flashback(s): eine Erinnerung, vergangenes Geschehnis oder Vorkommnis, das im Verstand nochmals sehr lebhaft wiederkehrt. Typisch bei gewissen Drogen (wie LSD und ähnlichen Drogen) ist das Wiederkehren von irgendeinem Aspekt der Halluzination (die vorkam, während man unter dem Einfluss der Droge stand), ohne die Droge nochmals genommen zu haben. Zu den üblichsten Formen zählen veränderte visuelle Bilder, schwankende veränderte Grenzen zu visuellen Bildern und Lichtschweife. Seite 21.

folgern: einen Schluss aus etwas bereits Bekanntem oder Angenommenen ziehen. Seite 103.

Folterknecht: jemand, der extreme Schmerzen verursacht, um Leute zu bestrafen oder sie dazu zu zwingen, etwas zu sagen oder zu tun. Seite 115.

Formel: eine festgelegte Form von Wörtern, eine Beschreibung, Aussage oder Ähnliches, um beispielsweise auf eine zu befolgende Vorgehensweise hinzuweisen oder auf ein zum Ausdruck gebrachtes Prinzip usw. Seite 124.

„Freizeitdrogen“: nicht für medizinische Zwecke; bezeichnet eine Droge, die nur gelegentlich gebraucht wird und von der behauptet wird, dass sie nicht abhängig-machend ist. Seite 70.

Frösteln: unnatürlich gesenkte Körpertemperatur, die von Zittern begleitet wird. Seite 55.

g: eine Abkürzung für *Gramm*. Seite 125.

Gallensteine: kleine, harte Massen, die sich in der Gallenblase bilden, manchmal als Ergebnis einer Infektion oder Verstopfung. Die *Gallenblase* ist ein kleines, beutelähnliches Körperorgan, das mit der Leber verbunden ist und eine Flüssigkeit speichert, mit deren Hilfe der Körper Nahrung verdaut, vor allem Fette. Seite 141.

gebrannte Siena: eine Farbe mit rotbraunem Farbton. Die Bezeichnung kommt von einem Erdtyp, der zur Tönung von Farbe verwendet wird und ursprünglich aus Siena, Italien, kommt und in einem Ofen erhitzt wird, um die rostartige Farbe zu erreichen. Seite 157.

gefühllos: unfähig, zu fühlen, zu denken oder normal zu reagieren. Wörtlich bedeutet es, dass ein Teil von jemandes Körper, der gefühllos ist, taub ist, das heißt kein Gefühl enthält. Seite 96.

Gegenwart: die Zeit, die jetzt ist und fast so schnell Vergangenheit wird, wie man sie beobachtet. Der Begriff bezieht sich grob auf die Umgebung, die im Jetzt existiert: der Boden, der Himmel, die Wände, die Gegenstände und die Menschen der unmittelbaren Umgebung. Anders ausgedrückt ist die Struktur der Gegenwart die Struktur des Raums oder des Bereichs, in dem man sich genau dann befindet, wenn man ihn betrachtet. Seite 24.

geistige Eindrucksbilder: dreidimensionale Farbbilder mit Geräusch und Geruch und allen anderen Wahrnehmungen, einschließlich der Schlussfolgerungen und Spekulationen des Einzelnen. Sie sind geistige Kopien der eigenen Wahrnehmung irgendeiner vergangenen Zeit. Seite 24.

Generation: eine einzelne Etappe in der zeitlichen Abfolge von Nachkommen und Vorfahren einer Familie, z. B. Großeltern, Eltern, Kinder. Seite 104.

Geschehnis(se): ein einfaches oder komplexes Erlebnis, das durch dasselbe Thema, denselben Ort oder dieselben Leute verbunden ist und das in einem kurzen und begrenzten Zeitraum wie beispielsweise Minuten oder Stunden oder Tagen stattfindet. Seite 19.

Gewandtheit: Fähigkeit beim Gebrauch seiner Hände oder seines Körpers; auch geistige Fähigkeit oder Klugheit. Seite 96.

Gewebe: organisches Körpermaterial bei Menschen, Tieren und Pflanzen, das aus einer Vielzahl von Zellen aufgebaut ist, die in ihrer Form und Funktion ähnlich sind. Die vier grundlegenden Arten von Gewebe sind Nerven, Muskeln, Haut und Bindegewebe (das Teile des Körpers stützt und zusammenhält). Seite 20.

Gewinn: das Erreichen einer gewünschten Verbesserung. Beispiele für Gewinne wären, wenn jemand ein Gefühl eines besseren Wohlergehens erfährt oder mehr Sicherheit über einen Bereich seines Lebens gewinnt. Seite 27.

gewohnheitsmäßig: aufgrund von Gewohnheit; wenn etwas immer wiederholt oder fortgesetzt wird. Seite 10.

Gift(e): jede Substanz, die, wenn sie einem lebenden Körper zugeführt oder von ihm aufgenommen wird, Leben zerstört oder der Gesundheit schadet. Der Begriff wird gewöhnlich für eine Substanz verwendet, die durch schnelles Wirken und schon in geringer Dosis Leben zerstören kann. Seite 7.

grässlich: äußerst unangenehm oder schlecht; schrecklich. Seite 147.

Grundprinzip: die grundlegende Idee, die Gesetzmäßigkeit, auf der etwas aufgebaut ist. Seite 65.

Halluzination: die Wahrnehmung von Gegenständen, die nicht wirklich vorhanden sind, und das Erleben von Empfindungen ohne äußere Ursache; die scheinbare Wahrnehmung (gewöhnlich durch Sehen oder Hören) eines außerhalb befindlichen Gegenstandes, obwohl dieser Gegenstand tatsächlich nicht da ist. Dieser Zustand wird durch Drogen oder ernste Krankheiten hervorgerufen. Seite 25.

hart: sehr abhängig machend und besonders gesundheitsgefährdend. Seite 70.

Haschisch: eine Droge, die aus den Blüten der Hanfpflanze besteht. Sie wird wegen ihrer narkotischen („schmerzlindernden" oder „entspannenden") Eigenschaften geraucht oder gekaut. Sie verändert deutlich das Denken, die Urteilskraft und komplexe Koordinationen, wie sie zum Autofahren benötigt wird. Seite 70.

hegen: (gehoben) haben. Seite 10.

Heroin: eine Verbindung, die aus Morphin gewonnen wird (einer in der Medizin eingesetzten Droge zur Schmerzlinderung) und illegalerweise als starke und süchtig machende Droge verwendet wird, die verringerte Schmerzempfindung, verlangsamte Atmung und Depression verursacht. Zu den Entzugserscheinungen gehören krampfartige Gliederschmerzen, Schwitzen, Angst, Schüttelfrost, starke Muskel- und Knochenschmerzen, Fieber und mehr. Wenn es überdosiert wird, kann es tödlich sein. Seite 10.

Herzflattern: ein unregelmäßiger oder ungewöhnlich schneller Herzschlag, entweder aufgrund eines Krankheitszustandes oder aufgrund von Anstrengung, Furcht oder Besorgtheit. Seite 153.

high: unter dem Einfluss einer Droge stehen; berauscht sein. Seite 71.

Hitzschlag: eine Störung des die Temperatur regulierenden Mechanismus im Körper, verursacht durch Überhitzung, was Fieber, heiße und trockene Haut und schnellen Puls zur Folge hat. Seite 41.

hoher Blutdruck: unnormal hoher Druck, den das Blut auf die Innenwände der Blutgefäße ausübt. Seite 33.

höhere Atmosphäre: der Teil der Atmosphäre (Gemisch aus Gasen, die die Erde umgeben), der höher liegt als die unmittelbare Schicht, das heißt, die Atmosphäre oberhalb von 16 Kilometern über der Erdoberfläche. Seite 14.

hölzerner Zustand: geistlos, ohne Lebhaftigkeit oder Bewusstsein; auch abgestumpft oder dumm. Seite 108.

ideal: so, dass etwas nicht besser sein kann. Seite 168.

IE: Abkürzung für *Internationale Einheit,* eine Maßeinheit, die auf einer international standardisierten Menge von etwas (zum Beispiel einem Vitamin) basiert, die benötigt wird, um im Körper eine bestimmte Reaktion hervorzurufen. Seite 125.

Impuls: ein plötzlicher Drang, der eine Handlung oder ein Gefühl auslöst. Seite 95.

Initiator: jemand, der etwas in Gang bringt. Seite 45.

Insektizid: Mittel zur Bekämpfung von Insekten. Seite 13.

Intensität: Stärke, Macht, Kraft oder Konzentration von etwas. Seite 38.

Ion: elektrisch geladenes Atom oder elektrisch geladene Gruppe von Atomen. Ein Atom wird zu einem Ion, wenn es ein Elektron (irgendeines der negativ geladenen Teilchen, die ein Teil aller Atome sind) verliert oder hinzubekommt. Atome von verschiedenen Elementen verbinden sich nicht immer miteinander, aber ihre Ionen könnten es tun. Ionen können sich miteinander verbinden, um neue Substanzen zu bilden, die durch elektrische Ladung zusammengehalten werden. Seite 66.

Isolierung: schützendes Material, welches verhindert, dass Hitze durchgeleitet wird. Seite 38.

Jod: ein Mineral, das in Spuren (sehr kleinen Mengen) für das normale Wachstum erforderlich ist. Es wird aus Sole (sehr salzigem Wasser) gewonnen oder aus bestimmten Seegräsern, *Kelp* genannt, die besonders hohe Jodkonzentrationen enthalten. Seite 126.

Junkfood: Nahrungsmittel, die nicht Teil einer ausgewogenen Ernährung sind, insbesondere industriell stark verarbeitete Snacks mit hohem Fettgehalt, die anstelle von oder zusätzlich zu einer normalen Mahlzeit gegessen werden. Seite 49.

Kalium: ein Mineral, das in Gemüse, Früchten, Vollkorn, Nüssen und Fleischwaren vorkommt und eine der Substanzen ist, welche die Wassermenge bestimmen, die im Körpergewebe festgehalten wird. Es zieht auch Nährstoffe aus dem Darm ins Blut und aus dem Blut in die Zellen, ist wichtig für das Zusammenziehen der Muskeln und hilft dabei, Botschaften durch das Nervensystem zu senden. Seite 40.

Kaliumglukonat: eine chemische Verbindung, die Kalium und Glukonat (ein Stoff, der aus Glukose gewonnen wird, einer Zuckerart, die natürlich in Früchten, Honig und im Blut vorkommt) enthält und als Nahrungsergänzungsmittel verwendet wird. Seite 41.

Kal-Mag: Kalzium, Magnesium und Essig in den richtigen Mengen kombiniert, in Wasser gelöst. Seite 66.

kalt gepresst: ein Ausdruck zur Beschreibung von Öl, das aus Saat usw. gewonnen wurde, indem es lediglich gepresst wurde, ohne Zuhilfenahme von Hitze. Bei der Ölgewinnung wird die Saat mitunter erhitzt, um das Öl schneller fließen zu lassen, wodurch die Geschwindigkeit der Verarbeitung erhöht wird. Die Hitze kann jedoch den Nährwert des Öles teilweise zerstören. Seite 138.

Kalzium: ein Mineral, das der Körper für gesunde Zähne und Knochen braucht. In der Natur kommt es in verschiedenen Nahrungsmitteln vor, darunter in Milchprodukten und dunkelgrünem Blattgemüse. Seite 48.

Kalziumglukonat: eine Form von Kalzium, die zur Vorbeugung und Behandlung von Kalziummangel und als mineralische Ergänzung verwendet wird. (*Glukonat* ist eine Substanz, die aus *Glukose* gewonnen wird, einer Zuckerart, die natürlicherweise in Früchten, Honig und im Blut vorkommt.) Seite 131.

katalytisch: damit zu tun habend oder bewirkend, dass die Geschwindigkeit einer chemischen Reaktionen durch die Verwendung eines *Katalysators* erhöht wird. Ein Katalysator ist eine Substanz, welche die Geschwindigkeit einer chemischen Reaktion erhöht, ohne dass sie sich selbst verändert. Seite 55.

Katergefühl: Kopfschmerzen und Übelkeit aufgrund von zu viel Alkoholgenuss. Seite 71.

Kernspaltung: das Spalten eines Atomkerns (Zentrums eines Atoms) in Teile, was von einer enormen Energiefreisetzung begleitet wird. Seite 15.

klinisch: mit einer Klinik verbunden, darauf bezogen oder sie betreffend (eine Einrichtung, die dem Zweck dient, für Patienten, die eine Behandlung bekommen, ohne dort zu übernachten, eine Diagnose zu erstellen und sie zu betreuen). Seite 22.

Knochenmark: weiches, fettiges Gewebe, das die zentralen Hohlräume von Knochen ausfüllt. Seite 117.

knorpelig: der Struktur von Knorpel ähnelnd in seiner Härte usw. (*Knorpel* ist festes Bindegewebe, das im Menschen vorhanden ist und das Knochengerüst an bestimmten Stellen im gesamten Körper stützt, wie in der Nase, dem Hals und den Ohren.) Seite 59.

Kodein: ein Medikament, das aus Opium gewonnen und als Schmerzmittel oder Beruhigungsmittel und Hustenstiller eingesetzt wird. *(Opium* ist ein Suchtmittel, das aus dem Saft der Mohnpflanze gewonnen wird.) Seite 22.

Kohlenteer: eine dickflüssige, schwarze, klebrige Flüssigkeit, die bei der Verarbeitung von Kohle erzeugt wird. Kohlenteer-Verbindungen werden bei der Herstellung von Farbstoffen, Arzneimitteln, Sprengstoffen, Aromastoffen für Nahrungsmittel, Parfüme usw. verwendet. Seite 14.

Kokain: ein starkes und extrem abhängig machendes Aufputschmittel, das auf das zentrale Nervensystem (Gehirn und Rückenmark) einwirkt und Herzschlag und Blutdruck erhöht, während es gleichzeitig einen Erschöpfungszustand oder Müdigkeit reduziert. Weil Kokain gefährliche Nebenwirkungen haben und abhängig machen kann, ist es in vielen Ländern illegal. Seite 7.

Kolitis: Entzündung des Dickdarms, geprägt von Durchfall, Fieber, Darmkrämpfen und Oberbauchkrämpfen. Seite 55.

Konditionierung: das Bewirken einer Gewöhnung an etwas, jemanden oder etwas dazu bringen, sich anzupassen (an eine besondere Situation, Behandlung, Umgebung usw.). Seite 55.

„Konservierer“: dasselbe wie *Konservierungsmittel oder -stoff.* Seite 13.

Konservierungsstoffe: eine chemische Substanz, um Lebensmittel haltbar zu machen. Seite 7.

körperlöslich: vom Körper verflüssig- und auflösbar. Seite 108.

Krampf (Krämpfe): ein heftiges Schütteln des Körpers oder der Gliedmaßen, das durch unkontrollierbares Zusammenziehen der Muskeln verursacht wird. Seite 116.

krass: beträchtlich, auffallend, heftig usw. Seite 53.

Krebs: eine ernste Krankheit, bei der sich Zellen im Körper einer Person in unkontrollierter Weise schnell vergrößern, wobei sie abnormale Wucherungen bilden. Seite 14.

Kristall(e): kleine, unregelmäßige, feste Ausbildungen einer Substanz; wird hier speziell verwendet, um sich auf kleine LSD-Ablagerungen zu beziehen (oder jegliche ähnliche Droge), die im Gewebe des Körpers gespeichert ist. Seite 25.

Kultur: ein Muster (falls überhaupt) des Lebens in der Gesellschaft. Alle Faktoren der Gesellschaft – soziale, die Ausbildung betreffende, wirtschaftliche usw., ob schöpferisch oder zerstörerisch. Seite 10.

kumulativ: sich durch aufeinanderfolgende Hinzufügungen in Auswirkung, Größe, Menge usw. steigernd. Seite 15.

Kupfer: ein Spurenelement (Spur = sehr kleine Menge), das für die Ernährung unverzichtbar ist und zur Aufnahme und Verwertung von Eisen benötigt wird. Kupfer wird zur Heilung und zur Energieerzeugung, für gesunde Nerven und Gelenke eingesetzt. Zu den Mangelerscheinungen (die selten sind) gehören Schwäche, Beeinträchtigung der Atmung und des Wachstums sowie schlechte Eisenverwertung. Seite 126.

kurz (gesagt): leitet eine zusammenfassende Erklärung in wenigen Worten über das ein, was vorher gesagt worden ist; zusammenfassend. Seite 2.

langfristig: lange Zeit dauernd. Seite 27.

lauwarm: nur leicht warm; mäßig warm. Seite 41.

Lebensmittelzusätze: Substanzen, die Nahrung zur Haltbarmachung (Konservierung) oder Veränderung der Konsistenz oder Farbe direkt während der Produktion zugeführt werden. Seite 13.

Leber: ein Organ im Körper, das Blut speichert und filtert und an vielen anderen Funktionen beteiligt ist. Seite 70.

Lecithin: eine wachsweiche Substanz, die für die menschliche Zellfunktion wichtig ist und besonders in Nervengewebe und roten Blutzellen vorkommt. Handelsübliche Formen von Lecithin werden hauptsächlich aus Eigelb und Sojabohnenöl hergestellt und in einer Vielfalt von Nahrungsmitteln und Medikamenten eingesetzt. Seite 61.

Leinöl: ein gelbliches Öl, das wegen seiner trocknenden Eigenschaften zur Herstellung von Farben und Druckfarben, zum Schutz von Holzoberflächen usw. verwendet wird. Seite 156.

Leitfähigkeit: die Fähigkeit, elektrische Impulse weiterzuleiten; die Eigenschaft, es elektrischen Impulsen zu erlauben, durch etwas zu fließen, wie einen Draht, einen Nervenkanal usw. Seite 108.

lethargisch: ohne Energie, Lebhaftigkeit oder Begeisterung. Seite 147.

lindern: etwas weniger unangenehm, schmerzhaft, stark usw. machen. Seite 116.

Litanei: eine lange und oft wiederholte Aufzählung (von so etwas wie Beschwerden, Problemen usw.). Seite 10.

Lithium: ein weiches, sehr leichtes chemisches Element, das von der Psychiatrie seit Ende der 1940er Jahre als angebliche Behandlung von manischer Depression eingesetzt wurde. Einige Nebenwirkungen, die man durch die Einnahme bekommen kann, sind Übelkeit,

Magenkrämpfe, Durchfall, Durst, verschwommene Sicht, Verwirrung, abnormale Muskelbewegungen und unregelmäßiger Puls. Seite 11.

logisch: (bezogen auf eine Aktion, ein Ereignis usw.) natürlich, vernünftig oder sinnvoll erscheinend. Seite 16.

Lösung: eine Mischung aus zwei oder mehr Substanzen, wie z. B. ein fester Stoff, der in einer Flüssigkeit aufgelöst wurde. Seite 66.

Lösungsmittel: eine Substanz, besonders eine Flüssigkeit, die andere Substanzen auflösen kann. Seite 12.

LSD: eine Art von *Halluzinogen,* eine Gruppe von Drogen, die psychische Probleme und häufig körperlichen Schaden hervorrufen. Ursprünglich wurde LSD von Psychiatern verwendet, um vorübergehende psychotische Zusammenbrüche bei Patienten hervorzurufen. Es wurde in den 1960er Jahren illegal auf breiter Basis angewandt. Zu den milden Auswirkungen kleiner Dosen gehören ein Gefühl des Losgelöstseins von der Umgebung, Stimmungsschwankungen und eine veränderte Wahrnehmung von Zeit und Raum. Bei höheren Dosen treten Sehstörungen und Halluzinationen auf. Große Dosen können tödlich sein. *LSD* ist eine Abkürzung für die chemische Verbindung *L(yserg)s(äure)d(iethylamid).* Seite 7.

Luft gehen, in die: sehr schnell wütend werden. Seite 153.

Magen-Darm-Katarrh: eine Entzündung des Magens und des Darms, was zu Erbrechen und Durchfall führt. Seite 56.

Magnesium: ein Mineral, das in grünem Blattgemüse, Nüssen, Erbsen, Bohnen usw. vorkommt. Magnesium unterstützt die ordnungsgemäße Nerven- und Muskelfunktion (insbesondere das Herz), die Verwertung von Fetten durch den Körper und guten Schlaf. Seite 65.

Magnesiumkarbonat: eine Form von Magnesium, die natürlich in der Erde vorkommt und wegen ihrer beruhigenden Wirkung auf die Nerven in Medikamenten verwendet wird. Es löst sich in Säure, aber nicht in Wasser oder Alkohol. Seite 131.

Mangan: ein Mineral, das in Nahrungsmitteln wie Bohnen, Nüssen, grünem Blattgemüse und Getreide enthalten ist und eine Rolle bei der Erhöhung der Fruchtbarkeit spielt. Außerdem unterstützt es einwandfreies Körperwachstum und die Erhaltung des zentralen Nervensystems. Seite 126.

Mangelerscheinung: der Zustand, von etwas Notwendigem nichts oder nicht genug zu haben. Seite 45.

Manifestation(en): eine sichtbare Demonstration oder Zurschaustellung des Daseins, Vorhandenseins, der Eigenschaften oder Beschaffenheit von etwas. Seite 22.

Marihuana: eine Droge, die aus den getrockneten Blättern und blühenden Spitzen der Hanfpflanze hergestellt wird. Menschen rauchen, kauen oder essen Marihuana. Es ruft Vergiftungserscheinungen hervor (die Auswirkungen sind verringerte körperliche und geistige Kontrolle) und Verzerrungen der Sinneswahrnehmungen. Marihuana erlangte in den 1960er und 1970er Jahren in den USA weit verbreitete Verwendung und wurde so nach Alkohol die am zweithäufigsten verwendete Droge. Seite 7.

Maßnahme(n): eine Handlung, mit der ein bestimmtes Ziel erreicht werden soll. Seite 104.

Medikament: ein Arzneimittel, das bei der ärztlichen Behandlung verwendet wird; eine Medizin. Seite i.

Medium: eine bestimmte Art künstlerischer Techniken oder Ausdrucksmittel, die durch die damit verbundenen verwendeten Materialien oder die kreativen Methoden bestimmt sind. Auch die bei einer bestimmten künstlerischen Technik verwendeten Materialien. Seite 156.

Mensch, der: das Menschengeschlecht oder die menschliche Spezies, Menschheit. Seite 1.

Methadon: eine starke synthetische Droge, die als Ersatz für Heroin in der „Behandlung" von Heroinabhängigkeit eingesetzt wird. Methadon versagte als „Lösung" zur Heroinabhängigkeit, weil die Menschen stattdessen von Methadon abhängig wurden. Die Droge ist dafür bekannt, dass sie bei Leuten, die sie nehmen, zum Tod führt und lebensbedrohliche Nebenwirkungen verursacht. Sie verursacht langsames und flaches Atmen und gefährliche Veränderungen im Herzschlag, die von der Person gar nicht bemerkt werden mögen. Sie wird auch von vielen Leuten, die sie illegal besorgen, missbraucht. Seite 116.

metrisches System: ein Gewichts- und Maßsystem, das in einer großen Anzahl von Ländern in Verwendung ist. Die grundlegenden Einheiten sind der Meter für die Länge und das Gramm für die Masse oder das Gewicht. Seite 133.

mg: Abkürzung für *Milligramm,* eine Maßeinheit für das Gewicht; ein Tausendstel Gramm. Seite 53.

Milliliter: eine Einheit für den Rauminhalt, die einem tausendstel Liter entspricht. Seite 133.

Mineralölprodukte: Produkte, die aus Rohöl hergestellt werden, wie Benzin, Erdgas, Dieselöl, Heizöl, Kunststoffe, Farben und synthetische Fasern (Nylon und so weiter). Seite 12.

Mineral(stoffe): Bezieht sich auf eine Substanz, die natürlich in der Erde vorkommt und für das Wachstum und die Erhaltung der Körperstruktur, der Verdauungssäfte und Flüssigkeiten verwendet wird, die man in den Zellen und um sie herum finden kann. Im Gegensatz zu Vitaminen sind Mineralstoffe anorganisch (nicht von Lebewesen erschaffen). Mineralstoffe spielen bei vielen Körperfunktionen eine wichtige Rolle, wie z. B. Kalzium (wird vom Körper für gesunde Knochen und Zähne verwendet), Magnesium (nötig für eine gute Funktion des Nervensystems) und Natrium (reguliert die Menge an Wasser in den Körperzellen). Seite 23.

Morphium: eine wirkungsvolle süchtig machende Droge, die in der Medizin verwendet wird, um heftige Schmerzen zu lindern. Wegen seiner schmerzstillenden Eigenschaft kann Morphium ein Gefühl von Gleichgültigkeit gegenüber den Vorgängen in der Umgebung hervorrufen. Andere Nebenwirkungen, die mit Morphium einhergehen, sind Übelkeit und Erbrechen, genauso wie Verstopfung. Es wird illegal verkauft und verwendet und kann bei Überdosierung tödlich sein. Seite 24.

nachlassen: sich beruhigen oder weniger aufgeregt machen; die Intensität von etwas abschwächen. Seite 10.

Nachtkerze: eine Pflanze mit haarigen Blättern und gelben Blüten, die sich am Abend öffnen. Ihre Samen liefern ein Öl, das als Nahrungsergänzungsmittel Verwendung findet. Seite 141.

Nährstoff: eine Substanz, die gebraucht wird, um einen lebenden Körper am Leben zu halten und ihm beim Wachstum zu helfen. Nährstoffe werden nach Gruppen unterteilt, und diese Gruppen umfassen Kohlehydrate, Proteine, Fette, Vitamine, Mineralien und Wasser. Seite 8.

Nahrungsergänzungsmittel: Stoffe wie Vitamine und Mineralien, die zusätzlich zu dem eingenommen werden, was man gewöhnlich isst. Seite 61.

Narconon: Narconon (bedeutet *keine Drogen*) ist eine gemeinnützige Organisation zur Verbesserung der Gesellschaft und ein globales Netzwerk aus Zentren zur Rehabilitierung Drogenabhängiger und zur Drogenaufklärung, das 1966 gegründet wurde. Narconon engagiert sich, um Drogenabhängigen ein drogenfreies Leben zurückzugeben, indem es L. Ron Hubbards Methoden zur Rehabilitierung Drogenabhängiger einsetzt. Seite i.

Narkosemittel: ein Medikament, das die Schmerzempfindlichkeit verringert und Bewusstlosigkeit herbeiführen kann, wenn es für größere Operationen eingesetzt wird. Seite 40.

Natriumchlorid: gewöhnliches Salz, wie es verwendet wird, um Essen zu würzen oder zu konservieren. Seite 40.

Natron: der Grundstoff von Backpulver, einem Treibmittel für Kuchenteig usw. Seite 182.

Natur: die grundlegenden oder wesentlichen Eigenschaften bzw. der grundlegende oder wesentliche Charakter (von jemandem oder etwas). Seite 1.

Nebel heraus, aus dem: aus einem Zustand geistiger Verwirrung oder Unbewusstheit heraus. Seite 153.

Nebel, im: in einem Zustand geistiger Verwirrung oder Unbewusstheit. Seite 147.

Nebenwirkung(en): eine unerwünschte sekundäre Wirkung eines Medikaments oder einer anderen Form der medizinischen Behandlung, z. B. Kopfschmerzen, Gewichtszunahme, Depressionen usw. Seite 25.

Nervensystem: das Netzwerk aus Nervenzellen und Nervenfasern, das Empfindungen zum Gehirn und motorische Impulse zu den Organen und Muskeln leitet (motorisch bedeutet zur Muskelbewegung gehörend oder daran beteiligt). Seite 65.

Nesselausschlag: ein Hautausschlag, der sich durch Jucken sowie Bildung kleiner blasser oder roter Schwellungen äußert und oft einige Tage anhält. Seite 70.

neutral: keine Wirkung auf etwas habend, weil zwei oder mehr Eigenschaften sich die Waage halten. Seite 8.

Niacin: eines der Vitamine des B-Komplexes, das in Nahrungsmitteln wie Getreide, Eiern, Leber und Gemüse vorkommt und medizinisch in erster Linie zur Vorbeugung gegen Hautkrankheiten gebraucht wird. Die Rolle von Niacin im Reinigungsprogramm ist vollständig in Teil Zwei, Kapitel Vier, „Niacin, das ‚kluge' Vitamin", beschrieben. Seite 45.

nicht-optimal: nicht das Bestmögliche; nicht die bestmöglichen Ergebnisse erzielend. Seite 47.

Niederschlag, radioaktiver: in der Luft befindliche Partikel in Form von radioaktivem Staub und Material, das durch eine nukleare Explosion in die Atmosphäre geschossen wurde und sich dann auf der Erde niederschlägt. Seite 15.

Nieren-: die *Nieren* betreffend. Die Nieren sind ein Organpaar im unteren Rückenbereich, deren Funktion beinhaltet, Abfallprodukte in Form von Urin aus dem Blut zu entfernen und die Menge an Flüssigkeit im Körper zu regulieren. Seite 34.

Novocain: ein Markenname für ein Betäubungsmittel (ein Medikament, das Schmerzen beseitigt), das in der Medizin und Zahnmedizin verwendet wird. Seite 22.

objektive Prozesse: *Objektiv* bedeutet: „das, was gesehen werden kann." *Objektive Prozesse* sind diejenigen Prozesse, die sich mit dem physikalischen Universum beschäftigen. Sie extrovertieren die Aufmerksamkeit der Person. Seite 116.

offenbar: auf eine Art, die behauptet oder angegeben wird, aber nicht unbedingt bewiesen ist. Seite 10.

Ohnmacht: plötzliches Umfallen oder Zusammenbrechen, da man das Bewusstsein für kürzere Zeit verliert. Seite 38.

Öl(e): ein flüssiges Fett, das aus Pflanzensamen, tierischen Fetten, mineralischen Ablagerungen und anderen Quellen gewonnen wird und das dickflüssiger als Wasser ist und sich darin nicht auflöst. Öle können andere Öle auflösen oder zerlegen. Daher kann Öl, das man dem Körper gibt, dazu verwendet werden, schlechtes Fett im Körper zu ersetzen. Seite 14.

Omega-3 (-6): zwei essenzielle Fettsäuren (solche, die nicht vom Körper hergestellt werden und nur über die Nahrung oder über Ergänzungen aufgenommen werden können), die für die korrekte Funktion jeder Körperzelle benötigt werden. Ohne sie ist der Körper nicht imstande, Zellen zu schützen und zu reparieren, Energie durch das Verbrennen von Fett und Kalorien herzustellen, Hitze zu erzeugen oder andere lebenswichtige Funktionen zu erfüllen. (Die essenziellen Fettsäuren haben ihren Namen gemäß der Art, wie die Atome des Kohlenstoffs (einem grundlegenden chemischen Element, das in allen Pflanzen und Tieren zu finden ist) zu einer langen Kette miteinander verbunden sind. *Omega* ist der Name des Kohlenstoffatoms ganz am Ende der Kette, bezeichnet nach dem letzten Buchstaben des griechischen Alphabets. *Omega-3* bezieht sich auf das *dritte* Kohlenstoffatom vom Ende aus gesehen und *Omega-6* bezieht sich auf das *sechste* Kohlenstoffatom vom Ende aus gesehen.) Seite 137.

optimistisch: mit einer Einstellung zum Leben oder einer Denkweise, bei der jemand (immer) das Beste erwartet oder nur die gute Seite von etwas sieht. Seite 79.

Option(en): Wahlmöglichkeiten, die gegeben sind oder die man hat. Seite 116.

organisch: in Bezug auf lebende Pflanzen oder Tiere oder davon abstammend. Seite 61.

Organismus: jedes Lebewesen, wie zum Beispiel ein menschlicher Körper, eine Pflanze, ein Tier oder eine Bakterie. Seite 20.

orientiert: auf etwas ausgerichtet oder darauf bezogen. Seite 7.

Persönlichkeit: die Gesamtsumme aller körperlichen, geistigen, emotionalen und sozialen Merkmale einer Person. Seite 10.

Persönlichkeit, biochemische: eine künstliche Persönlichkeit. Eine Persönlichkeit, die aufgrund biochemischer Faktoren von der ursprünglichen Persönlichkeit der Person abweichend verändert ist, wobei sie heimlich Feindseligkeit und Hass hegt, diese aber nicht an die Oberfläche kommen lässt. *Biochemisch* bedeutet die Wechselwirkung zwischen Lebensformen und chemischen Substanzen betreffend. Seite 153.

pervertieren: ein System, einen Vorgang usw. in schlechter Weise ändern, sodass es nicht mehr das ist, was es einmal war oder was es sein sollte. Seite 8.

Peyote: eine Droge, die aus einem kleinen Kaktus mit demselben Namen hergestellt wird, der in Mexiko und im Südwesten der Vereinigten Staaten zu Hause ist. Peyote verändert die Wahrnehmung und kann Halluzinationen hervorrufen (eine falsche Sinneswahrnehmung von jemandem oder etwas, der oder das in Wirklichkeit nicht da ist). Seite 24.

Phänomen: eine beobachtbare Tatsache oder ein beobachtbares Ereignis. Seite 54.

phänomenal: bewunderungswert; erstaunlich. Seite 145.

Pharmakopöe: amtliches Arzneibuch, ein offizielles Verzeichnis von Arzneimitteln mit einer Beschreibung ihrer Inhaltsstoffe und Anwendung. Seite 54.

pharmazeutische Chemikalien: Chemikalien, die man von einer Apotheke bekommen kann, im Gegensatz zu illegalen Drogen. Seite 70.

physiologisch: zur *Physiologie* gehörend oder sich auf sie beziehend, die Funktionen und Aktivitäten lebender Organismen und ihrer Teile, einschließlich aller physikalischen und chemischen Vorgänge. Seite 11.

Pore(n): eine der sehr kleinen Öffnungen in der Haut, durch die der Schweiß austreten kann. Seite 38.

Pot: eine umgangssprachliche Bezeichnung für Marihuana. *Siehe auch* **Marihuana.** Seite 147.

Presse: das Zeitungswesen und seine Mitarbeiter. Seite 103.

Prinzip(ien): eine Wahrheit, ein Gesetz, eine Lehre oder Bewegkraft, worauf etwas beruht. Seite 2.

Propaganda: Informationen, besonders voreingenommene oder irreführende, die dazu verwendet werden, für eine bestimmte Sache oder einen bestimmten Gesichtspunkt zu werben oder diesen bekannt zu machen. Seite 96.

psychosomatisch: *Psycho-* bezieht sich auf den Verstand und *somatisch* auf den Körper. Der Ausdruck *psychosomatisch* bedeutet daher, dass der Verstand den Körper krank macht oder dass Krankheiten durch den Verstand physisch im Körper erzeugt worden sind. Seite 107.

Psychotherapie: die Behandlung geistiger Störungen, indem jemandes Probleme erörtert werden, anstatt dass man ihm Drogen gibt. Seite 116.

Qualle: ein Meerestier, das typischerweise einen halbfesten, schirmartigen Körper und lange, giftige Tentakel zum Stechen hat. Manche Quallenarten werden in den südlichen Teilen des Pazifischen Ozeans angetroffen, zum Beispiel in den Gegenden vor den Küsten Australiens, die bekannt sind für die giftigsten Tiere der Erde. Seite 158.

Quecksilber: ein silberfarbenes Metall, das bei Raumtemperatur flüssig ist. Quecksilber wird in vielen Produkten eingesetzt, zum Beispiel in Thermometern. Es ist beim Einatmen extrem giftig. Kleine, wiederholt im Körper aufgenommene Mengen neigen dazu, eine kumulative Vergiftung herbeizuführen, die zum Tod führen kann. Seite 156.

radioaktiv: Wird verwendet, um eine Substanz zu beschreiben, die schädliche Energie in Form von sehr kleinen Partikelströmen infolge des Zerfalls (Aufspaltens) von Atomen innerhalb der Substanz aussendet. Diese Energie kann für die Gesundheit der Menschen, die ihr ausgesetzt sind, schädlich oder tödlich sein. Seite 8.

radioaktiver Niederschlag: in der Luft befindliche Partikel in Form von radioaktivem Staub und Material, das durch eine nukleare Explosion in die Atmosphäre geschossen wurde und sich dann auf der Erde niederschlägt. Seite 15.

ranzig: (von Öl oder Nahrungsmitteln, die Fett oder Öl enthalten) unangenehm riechend oder schmeckend, weil sie verdorben sind. Seite 14.

rasen: (vom Herz) viel schneller pochen als gewöhnlich, wie beispielsweise aus Nervosität. Seite 25.

Ration: eine festgelegte oder abgemessene Menge von etwas, das zur Verfügung gestellt wird, insbesondere Essen und Trinken. Seite 48.

ratsam: als Vorgehensweise empfohlen, wünschenswert oder sinnvoll. Seite 38.

Rausch: Betrunkensein; ein Zustand verminderter körperlicher und geistiger Kontrolle aufgrund von Alkohol, einer Droge oder anderen Substanz. Seite 19.

Reaktion(en): auf etwas in einer bestimmten Weise oder mit einem bestimmten Verhalten eine Wirkung zeigen. Seite 27.

reaktivieren: wieder anfangen, tätig zu sein oder zu geschehen (oder veranlasst werden wieder anzufangen tätig zu sein oder zu geschehen), nachdem eine Zeit verstrichen ist. Seite 22.

Rehabilitierung: das Wiederherstellen eines guten Zustandes, einer guten Gesundheit, der Fähigkeit zu arbeiten usw. Seite i.

Restimulation: der Vorgang, dass etwas reaktiviert wird. *Siehe auch* **restimulieren.** Seite 26.

restimulieren: die geistigen Eindrucksbilder eines Augenblicks von vergangenem Schmerz und Bewusstlosigkeit reaktivieren, was durch eine Quelle ausgelöst wird, die der Person unbekannt ist. Beispielsweise wird jemand von einem Lastwagen angefahren und hat danach geistige Eindrucksbilder von Schmerz und Bewusstlosigkeit. Die geistigen Eindrucksbilder enthalten einen Lastwagen und sind mit einem Lastwagen verbunden. Einige Tage später geht die Person an einem ähnlichen Lastwagen vorbei, hat Angst und ist nervös und weiß nicht, warum. Sie hat nämlich das Geschehnis, in dem sie von einem Lastwagen angefahren wurde, restimuliert. Die Ursache der Restimulation ist der Person gewöhnlich unbekannt. Wenn sie bekannt wäre, würde sie sich sofort davon erholen. Wenn sie aber unbekannt bleibt, neigt sie dazu, verdeckt zu werden und auf die Person einzuwirken. Seite 26.

restimulierend: Restimulation verursachend. Seite 26.

Restmenge: zurückbleibender Bestandteil eines Materials. Seite 13.

Rezeptur: ein Rezept oder eine Verschreibung, welches/welche die Methode und das Verhältnis der Zutaten nennt, um irgendeine Substanz zuzubereiten (wie eine Kombination von Vitaminen, eine Arznei oder Ähnliches). Seite 66.

Ritalin: eine Art von *Amphetamin,* jedes aus einer Gruppe starker anregender Medikamente, die auf das zentrale Nervensystem (das Gehirn und das Rückenmark) einwirken, wobei sie die Herzschlagfrequenz und den Blutdruck erhöhen, während sie Erschöpfung verringern. Ritalin ist das am meisten verschriebene Medikament auf der Welt für die angebliche psychiatrische Störung namens „Aufmerksamkeitsdefizit-/Hyperaktivitätsstörung“. Es wird Erwachsenen und Kindern verschrieben und ist stark süchtig machend. Seite 11.

Röntgenstrahlen: unsichtbare Wellen, die aus winzigen Teilchen von Energie bestehen, die in der Lage sind, durch weiche Materialien zu gehen, in der gleichen Weise, wie sich Licht durch Glas bewegt. Wenn dies geschieht, wird Energie auf das Material übertragen und dies kann zu Schäden führen. Sie werden häufig von Krankenhäusern und Ärzten verwendet, um Bilder aus dem Inneren des Körpers zu zeigen. Seite 15.

Rostpilz: ein Pilz, der die Wurzeln von Weizenpflanzen befällt und rötliche Flecken auf Stängeln und Blättern hervorruft. Seite 19.

Royal Air Force: die britische Luftwaffe, auch bekannt durch die Anfangsbuchstaben *RAF.* Seite 155.

Rückfall erleiden, einen: in einen unerwünschten Zustand oder in eine unerwünschte Lebensweise zurückfallen, nachdem es eine Zeit der Verbesserung gegeben hat. Seite 19.

Rückstände: kleine Mengen oder Teile, die nach Gebrauch übrig bleiben. Seite 23.

Rundown: eine Reihe von Schritten, die Prozesse (Übungen) sind, bestimmte Anzeichen für den Abschluss haben und dazu gedacht sind, bei jemandem einen bestimmten Aspekt der angesammelten Verstimmungen, Schmerzen, Fehlschläge usw. in Ordnung zu bringen. Seite 19.

Salzersatz: eine Verbindung, die im Geschmack Salz ähnelt und hauptsächlich aus Kaliumchlorid besteht; es wird hauptsächlich von Personen benutzt, die ihren Konsum von Natriumchlorid (Salz) aus Gesundheitsgründen reduzieren oder einschränken sollten. Seite 41.

Schädlingsbekämpfungsmittel: Mittel zur Bekämpfung von Tieren oder Pflanzen, die an anderen für den Menschen wertvollen Pflanzen, an Vorräten usw. Schaden anrichten. Seite 7.

Schimmel, giftiger: *Schimmel* ist ein pelziger Belag auf der Oberfläche von tierischen oder pflanzlichen Stoffen, besonders bei Feuchtigkeit oder Zerfall. Bei Vorhandensein in sehr hohen Mengen können manche Schimmelarten allergische Reaktionen hervorrufen und werden daher als giftig betrachtet. Seite 156.

Schizophrener: eine Person mit zwei (oder mehr) scheinbaren Persönlichkeiten. *Schizophrenie* bedeutet Schere oder *zwei* plus *Kopf.* Wörtlich *Zerteilen des Verstandes,* daher *gespaltene Persönlichkeit.* Seite 24.

Schlafmittel: Drogen oder andere Wirkstoffe, die Schlaf oder Schläfrigkeit auslösen. Seite 9.

Schlagzeilen machen: ein wichtiges Thema in Zeitungen, im Radio oder Fernsehen darstellen. Eine *Schlagzeile* ist der Titel eines Zeitungsartikels, der in Großbuchstaben, besonders oben auf der ersten Seite steht. Seite 100.

schlummern: für eine gewisse Zeit nicht aktiv oder nicht in Gebrauch sein. Seite 34.

Scientology: Der Ausdruck *Scientology* ist dem lateinischen Wort *scio* entnommen, was „wissen im wahrsten Sinne des Wortes" bedeutet, und dem griechischen Wort *logos,* was „Studium von" bedeutet. Für sich genommen bedeutet das Wort buchstäblich „wissen, wie man weiß". Die Scientology ist weiter definiert als „das Studium und der Umgang mit der Seele in Beziehung zu sich selbst, Universen und anderem Leben". Seite 165.

Sedativum: ein Medikament, das eingesetzt wird, um Schläfrigkeit zu bewirken und um zeitweilig Schmerz und Nervosität oder Aufregung zu lindern. Seite 9.

Sicherheitsüberwachung: etwas, das darauf abzielt, vor Schaden, Risiko oder Gefahr zu schützen. Seite 14.

Sich-Fortpflanzen: Hervorbringen von Nachkommen durch Vermehren. Seite 95.

„Sich-Fortpflanzen vor dem Tode“: ein Bezug auf den erhöhten Sexualtrieb, der im Falle von Hunger, Krankheit, extremer Müdigkeit oder Ähnlichem auftreten kann. Seite 95.

Somatik(en): körperlicher Schmerz oder Unbehagen jeder Art. Es kann tatsächlichen Schmerz bedeuten, wie er z. B. von einem Schnitt oder einem Schlag verursacht wird. Es kann auch Unbehagen bedeuten, das z. B. von Wärme oder Kälte kommt. Es kann ein Jucken bedeuten. Kurz gesagt, irgendetwas, das körperlich unangenehm ist. Seite 55.

spirituell: sich auf die Seele oder den Geist beziehend, im Gegensatz zu materiellen Dingen. Seite i.

spiritueller Gewinn: persönliche Verbesserung im Hinblick auf jemandes eigene Wahrnehmungen und Fähigkeiten. Seite 89.

Sprichwort: kurzer, weithin bekannter Satz, in dem eine bestimmte Erfahrung, eine praktische Lebensweisheit (verbunden mit einem Rat) meist bildlich zum Ausdruck kommt. Seite 108.

Spurenelement(e): Mineralstoffe, von denen nur *eine Spur,* eine sehr geringe Menge, im Organismus vorhanden ist, die aber für den Erhalt von lebenswichtigen Funktionen unentbehrlich sind. Seite 48.

Stil, in großem: (hier im übertragenen Sinne) in großen Mengen. Seite 45.

stimulieren: körperliche Aktivität in etwas hervorrufen, wie in einem Nerv oder einem Organ. Seite 9.

Stoddard Lösungsmittel: ein verbreitetes *Lösungsmittel,* ein chemischer Stoff, der andere Stoffe auflösen kann und dazu verwendet wird, Oberflächen von Öl, Fett, Farbe usw. zu befreien. Bis in die 1950er Jahre wurde es für Trockenreinigungsverfahren eingesetzt. Es ist nach W. J. Stoddard benannt, der es in den 1920er Jahren als Trockenreinigungsflüssigkeit einführte. Eine Stoddard Lösungsmittel-Vergiftung wird verursacht, indem man das Lösungsmittel schluckt oder berührt. Seite 154.

Strahlenerkrankung: ein Krankheitszustand, der dadurch herbeigeführt wird, dass man Strahlung zu sehr ausgesetzt war. Dies kann das Ergebnis einer therapeutischen Behandlung, einer unbeabsichtigten Strahlenbelastung oder einer Atombombenexplosion sein. Zu den Symptomen gehören Müdigkeit, Kopfschmerzen, Erbrechen, Durchfall, Haar- und Zahnausfall sowie in schweren Fällen Hämorrhagie (unkontrolliertes Bluten). Seite 55.

Strahlung: schädliche Energie, die von einer Substanz in Form von Strömen sehr kleiner Partikel aufgrund des Zerfalls (Aufspaltens) von Atomen innerhalb der Substanz ausgesendet wird. Diese Energie kann sich sehr zerstörerisch oder tödlich auf die Gesundheit von Leuten auswirken, die ihr ausgesetzt sind. Strahlung kommt in vielen Formen vor. Zu den schädlichen Arten gehören Atombombenexplosionen oder, wenn sie sich im Körper ansammeln, Röntgenstrahlen, wie sie in der Medizin benutzt werden, sowie Strahlen von der Sonne, die Sonnenbrand verursachen. Seite 1.

strapaziert: (von einem Wort oder Ausdruck) zu viel oder zu oft ausgesprochen und somit abgenutzt, wodurch verursacht wird, dass es/er weniger Wirkung hat oder an Bedeutung verliert. Seite 49.

Tageslicht bringen, ans: enthüllen oder bekannt machen. Seite 12.

Technologie: die Anwendungsmethoden einer Kunst oder Wissenschaft im Gegensatz zum bloßen Wissen darüber. In der Scientology bezieht sich das Wort *Technologie* auf die Methoden der Ausübung der Prinzipien der Scientology, die von L. Ron Hubbard entwickelt wurden, um die Funktionsfähigkeit des Verstandes zu erhöhen und das Potenzial des geistigen Wesens wiederherzustellen. Seite i.

Terpentin: ein farbloses, entzündliches, stark riechendes, bitter schmeckendes Öl, das als Farbverdünner verwendet wird. Seite 156.

Tetrachlorkohlenstoff: eine klare, nicht entflammbare, hochgiftige Flüssigkeit, die sich nicht mit Wasser mischen lässt. Tetrachlorkohlenstoff wird als Lösungsmittel, Insektizid, Kühlmittel und in Feuerlöschern verwendet. Seite 155.

Thorazine: in den USA verwendeter Markenname von *Chlorpromazin,* einer chemischen Substanz, die in der Psychiatrie als hauptsächliches Beruhigungsmittel eingesetzt wird. Thorazine wird psychiatrischen Patienten verabreicht, um sie in großem Ausmaß ruhigzustellen oder als angebliche Behandlung von Psychose. Seite 11.

Toxin(e): ursprünglich ein Gift, das von einem lebenden Organismus erzeugt wurde und Krankheiten verursachen kann. Das Wort wurde später für jede Substanz verwendet, von der angenommen wurde, dass sie sich im Körper ansammelt und als für den Organismus schädlich oder giftig angesehen wird. Seite 9.

toxisch: giftig oder schädlich für einen Organismus. Seite 1.

Tragödie: ein katastrophaler Umstand oder Geschehnis, z. B. eine ernste Krankheit, finanzieller Ruin oder Tod. Seite 100.

Tränengas: ein Gas, das die Augen heftig irritiert und sie tränen lässt und somit vorübergehende Blindheit bewirkt. Es wird von der Polizei oder anderweitig eingesetzt, um zum Beispiel Ausschreitungen unter Kontrolle zu bringen. Seite 158.

„Trip(s)“: die Erfahrung, die jemand hat, wenn er Drogen wie LSD oder ähnliche Drogen nimmt. Ein „Trip“ kann eine Bandbreite von Empfindungen beinhalten, von mild bis intensiv, und besteht häufig aus Euphorie (einem falschen Hochgefühl) und Halluzination (der Wahrnehmung von Gegenständen ohne Realität und der Erfahrung von Empfindungen ohne externe Ursache). Diese Erfahrungen kann auch jemand erleben, der in der Vergangenheit Drogen genommen hat, selbst wenn er sie gegenwärtig nicht nimmt. Seite 20.

Trugschluss: eine trügerische, irreführende oder falsche Vorstellung, Überzeugung usw. Seite 95.

Tylenol: der Markenname eines Arzneimittels, das in der Medizin zur Schmerzlinderung und Fiebersenkung eingesetzt wird. Seite 153.

überwältigt: stark beeinträchtigt und dazu gebracht, sich verwirrt und außer Gefecht gesetzt zu fühlen. Seite 25.

Umbra, ungebrannte: eine Farbe von gelblich brauner Tönung. Seite 157.

umrissen: klar gezeigt oder charakterisiert. Seite 70.

unerlässlich: notwendig; in einer bestimmten Situation oder für eine bestimmte Aktivität wichtig. Seite 15.

unermesslich: zu groß, um gemessen zu werden. Seite 56.

ungesättigt, mehrfach: zu einer Klasse von Fetten gehörend, besonders Pflanzenölen, bei denen die Wahrscheinlichkeit geringer ist, dass sie im

Körper in Cholesterol (ein Alkohol, der in bestimmten Formen als für das Herz schädlich erachtet wird) umgewandelt werden. Ihre Moleküle haben viele Kohlenstoffatome, die nicht durch Wasserstoffatome gesättigt (gebunden oder verbunden) sind. Seite 138.

unterbinden: davon abhalten, dass es geschieht. Seite 1.

unterdrückt: zerdrückt; davon abgehalten, zu funktionieren; zurückgehalten oder in seiner Wirkung begrenzt. Seite 9.

Valium: ein suchterzeugendes, ruhig stellendes Medikament, das häufig von Ärzten oder Psychiatern verschrieben wird, um Angstzustände oder Anspannung zu „lindern". Seite 11.

Vene(n): Blutgefäß, das das Blut von allen Körperteilen zum Herz befördert. Seite 66.

Verbindung(en): eine Substanz, die aus zwei oder mehr einzelnen Stoffen zu jeweils genauen Anteilen besteht. Seite 8.

verbrennen: vollständig aufbrauchen; den Vorrat von etwas aufbrauchen. Seite 46.

Verhaltens-: mit der Art zu tun habend, wie eine Person agiert oder sich benimmt. Seite 19.

Verhältnis: eine Zahl oder Menge im Vergleich zu einer anderen Zahl oder Menge. Wenn eine Person sich zum Beispiel zehn Stunden drinnen und eine Stunde draußen aufhält, dann ist das Verhältnis 10:1 oder zehn zu eins. Seite 48.

Verhältnis, im: Zunahme oder Abnahme an Größe, Menge oder Grad im Einklang mit Veränderungen bei etwas anderem. Seite 48.

verheerend: furchtbar, entsetzlich, katastrophal. Seite 8.

vernachlässigbar: wenn etwas nicht beachtet werden muss; wenn es so winzig oder unwichtig ist oder ansonsten so geringfügige Folgen hat, dass es wenig oder keine Aufmerksamkeit erfordert. Seite 133.

verschrieben: (in Bezug auf ein Medikament) verordnet, es zu bestimmten Zeiten und in bestimmten Mengen einzunehmen. Seite 7.

„Verstärker": etwas, das eine andere Sache verbessern soll, deren Qualität aber tatsächlich vermindert. Seite 13.

verstoffwechseln: Nahrung im Körper durch chemische Vorgänge zerkleinern, um die Stoffe und Energien zu erzeugen, die für das Leben nötig sind. Seite 141.

Verträglichkeit: (den Körper betreffend) die Fähigkeit, einen Stoff (zum Beispiel ein Vitamin) fortwährend oder in großen Dosen aufzunehmen. Seite 123.

Verunreinigungen: Substanzen, die zu etwas hinzugefügt werden, sodass es nicht mehr rein ist. Zu den Verunreinigungen im Körper können Drogen und andere giftige chemische Substanzen gehören – beispielsweise Konservierungsmittel, Insektizide, Pestizide und ebenso sämtliche zurückgebliebene Drogenkristalle (falls die Person je LSD oder eine ähnliche Droge genommen hat). Seite 37.

Verzweiflung: vollständiger Verlust an Hoffnung in Bezug auf eine Sache oder Handlung; Gefühle der Niederlage. Seite 100.

Vinyl-Farbe: eine Farbe, die aus einer Form von Vinyl gemacht ist (einer von verschiedenen, gewöhnlich harten, biegsamen, glänzenden Kunststoffen). Seite 69.

Viren: Plural von *Virus*, einem submikroskopischen ansteckenden Erreger, der zwanzig bis hundert Mal kleiner ist als Bakterien, der außerhalb eines anderen lebenden Organismus nicht überleben kann und in der Zelle eines anderen Lebewesens leben muss. Manche Viren infizieren Menschen mit Krankheiten wie Masern, Grippe und Erkältung, andere infizieren Tiere oder Pflanzen, und noch andere greifen sogar Bakterien an. Seite 47.

Vitamin: jede Substanz einer Gruppe von Substanzen, die in kleinen Mengen für das normale Funktionieren des Körpers benutzt werden. Vitamine werden vom Körper verwendet, um bei der Umwandlung der Nahrung zu helfen (Aufspaltung der Nahrung im Körper durch chemische Vorgänge, um die zum Leben notwendigen Stoffe und Energie zu produzieren), um die Gesundheit zu schützen und um beim ordnungsgemäßen Wachstum zu helfen. Von den dreizehn Vitaminen werden fünf vom Körper selbst hergestellt. Die übrigen müssen durch die tägliche Ernährung zugeführt werden. Seite 1.

Vitamin A: ein Vitamin, das in manchen gelben und dunkelgrünen Gemüsearten sowie in Tierprodukten, zum Beispiel Eidotter, Milch und Lebertran, vorkommt. Vitamin A unterstützt die Gesundheit der äußeren Schicht von Haut- und Organzellen. Seite 125.

Vitamin B_1: ein Vitamin, das in grünen Erbsen, Bohnen, Eigelb, Leber und der Randschicht von Getreidekörnern vorkommt. Es unterstützt die Aufnahme von Kohlehydraten und ermöglicht es, dass die Kohlehydrate ihre Energie freisetzen, die für die Zellfunktion erforderlich ist. *Kohlehydrate* gehören zu einer der drei Hauptklassen von Nahrungsmitteln (die anderen sind Fette und Protein), die dem Körper Energie liefern. Seite 12.

Vitamin-B-Komplex: eine Gruppe wasserlöslicher Vitamine, die man in Hefe, Eiern, Leber und Gemüse findet. Sie sind notwendig für normales Körperwachstum und Nervenfunktionen. Seite 70.

Vitamin C: ein wasserlösliches Vitamin, das man in Zitrusfrüchten, Tomaten, rohen Zwiebeln, rohen Kartoffeln und in grünem Blattgemüse antrifft. Es fördert gesundes Zahnfleisch und gesunde Zähne, hilft bei der Aufnahme von Mineralstoffen, unterstützt die Wundheilung sowie die Vorbeugung und Behandlung der gewöhnlichen Erkältung. Vitamin C reagiert mit beliebigen Fremdsubstanzen, die das Blut erreichen, hilft, den Organismus zu entgiften, und beugt toxischen Reaktionen vor, die von Drogen verursacht werden. Seite 45.

Vitamin D: ein Vitamin, das in Nahrungsmitteln wie Eidotter und Leber vorkommt; vom Körper wird es in der Haut hergestellt, wenn sie dem Sonnenlicht ausgesetzt ist. Vitamin D ermöglicht es dem Körper, *Kalzium,* einen Mineralstoff, der für die Gesundheit von Knochen und Zähnen unerlässlich ist, aufzunehmen und zu verwerten. Seite 125.

Vitamin E: ein Vitamin, das in Pflanzenölen, Butter, Eiern, Getreidekörnern und grünem Blattgemüse natürlich vorkommt. Vitamin E spielt eine Rolle bei der Bildung von roten Blutzellen, Muskeln und anderen Geweben und ist beim Menschen wichtig für die Fruchtbarkeit. Seite 125.

vollumfänglich: komplett, ganz oder durch und durch. Seite 72.

wahrnehmen: durch die Sinne bemerken, sich bewusst werden oder identifizieren. Seite 24.

Wahrnehmungen: die Fähigkeit, zu sehen, zu hören oder sich über etwas bewusst zu werden, und zwar anhand der Sinne. Es gibt über fünfzig Wahrnehmungen, die vom physischen Körper verwendet werden. Die bekanntesten davon sind Sehen, Hören, Berühren, Schmecken und Riechen. Seite 24.

Wechselwirkung: Aktion oder Einfluss von Personen oder Dingen aufeinander. Seite 7.

Wirksamkeit: die Fähigkeit, erwünschte Ergebnisse oder Wirkungen zu erzielen. Seite 49.

Wirkstoff(e): körpereigene oder -fremde Substanz, die in biologische Vorgänge eingreift oder als Arzneimittel wirkt. Seite 8.

Wohlbefinden: allgemeine Gesundheit und Glücklichsein. Seite 1.

Wurzel: die grundlegende Ursache oder der grundlegende Ursprung von etwas. Seite 103.

Zeitspur: die aufeinanderfolgende Aufzeichnung von geistigen Eindrucksbildern, die sich im Laufe des Lebens einer Person anhäufen. Seite 24.

Zelle(n): die kleinsten strukturellen Einheiten eines Organismus, die unabhängig funktionieren können. Alle Pflanzen und Tiere sind aus einer oder mehreren Zellen aufgebaut, die sich gewöhnlich verbinden, um verschiedene Gewebe zu bilden. Seite 37.

Zelltätigkeit: die Tätigkeit von lebenden Zellen (der kleinsten Struktureinheit eines Organismus). Jede Sekunde des Tages sterben Millionen von Zellen im menschlichen Körper und werden als ein wesentlicher Teil des normalen Zyklus der Zelltätigkeit durch neue Zellen ersetzt. Seite 9.

Zigarettenrauch als Passivraucher: der ausgeatmete Rauch sowie der Rauch, der durch brennende Zigaretten in der Luft liegt. Dieser Rauch hat sich für diejenigen als gesundheitsbeeinträchtigend erwiesen, die sich als Passivraucher in einer Umgebung aufhalten, in der Zigarettenrauch vorhanden ist. Seite 159.

Zink: ein Mineralstoff, der für viele biologische Funktionen unerlässlich ist, zum Beispiel für Immunabwehr, Wundheilung, Verdauung,

Fortpflanzung, Körperwachstum, Geschmack und Geruch. Der Körper benötigt Zink, um Vitamin A gut verwerten zu können. Seite 126.

Zivilisation: alle Leute auf der Welt und die Gesellschaften, in denen sie leben, als Ganzes betrachtet. Auch jede Gesellschaft mit ihrer Kultur und ihrer Lebensart während einer bestimmten Zeitspanne oder in einem bestimmten Teil der Welt. Seite 2.

zu sich nehmen: (Nahrung, Flüssigkeit oder Gas) durch Schlucken oder Inhalieren einnehmen oder in sich aufnehmen. Seite 40.

Zwang: eine machtvolle oder unwiderstehliche Kraft oder ein solcher Drang, etwas zu tun oder eine bestimmte Vorgehensweise zu wählen. Seite 108.

zwanghaft: in Bezug auf oder ähnlich wie eine Zwangsvorstellung (wenn jemandes Gedanken oder Gefühle von einer beständigen Idee, einem beständigen Bild oder beständigen Wunsch und so weiter beherrscht werden). Seite 96.

Zweiergespann, als: verbunden oder zusammen. Seite 66.

~

Stichwortverzeichnis

A

F

G

H

L

R

T